Reprint Publishing

FÜR MENSCHEN, DIE AUF ORIGINALE STEHEN.

www.reprintpublishing.com

Die moderne Behandlung der Nervenschwäche.

Die moderne Behandlung ❋

der Nervenschwäche

(Neurasthenie)

der

Hysterie und verwandter Leiden.

Mit besonderer Berücksichtigung der

Luftkuren, Bäder, Gymnastik, der psychischen Behandlung und der Mitchell-Playfair'schen Mastkur.

Von

Dr. L. Loewenfeld,

Spezialarzt für Nervenkrankheiten in München.

Vierte umgearbeitete Auflage.

Wiesbaden.

Verlag von J. F. Bergmann.

1904.

Druck der Kgl. Universitätsdruckerei von H. Stürtz in Würzburg.

Vorwort zur dritten Auflage.

Auch der 2. Auflage ist vielfache Anerkennung im In- und Auslande zuteil geworden; Übersetzungen derselben sind in italienischer und russischer Sprache erschienen. Die hier vorliegende 3. Auflage hat wieder zahlreiche Änderungen und Mehrungen aufzuweisen. Manche Teile wurden einer Umarbeitung unterzogen, andere mehr oder minder durch Ergänzungen und Mitteilung neuerer Erfahrungen erweitert (so „Ursachen und ursächliche Behandlung", „arzneiliche Behandlung" und „Behandlung mit tierischen Stoffen", „Wasserkur", „elektrische Behandlung"). In dem Abschnitte „Mechanotherapie", welcher an Stelle des früher „Massage und Heilgymnastik" betitelten trat, wurden nicht nur die verschiedenen Arten der Gymnastik eingehender gewürdigt und die Indikationen für die Anwendung derselben formuliert, sondern auch die neueren mechanotherapeutischen Methoden (Vibrationsbehandlung und Nägeli'sche Handgriffe) berücksichtigt. Die Darstellung der psychischen Behandlung hat eine erhebliche Erweiterung erfahren durch Einfügung eines umfänglichen neuen Abschnittes „symptomatische Psychotherapie ohne Hypnose (Suggestivbehandlung im Wachen)", dessen grosse praktische Bedeutung heutzutage niemand entgehen wird.

Die günstige Aufnahme dieser Schrift hat mich, wie ich hier wohl erwähnen darf, auch zu einem Unternehmen ermuntert, durch welches eine anerkannte Lücke unserer Literatur ausgefüllt wurde. Die Lehre von der Hysterie hat bekanntlich in den letzten zwei Dezennien eine vollständige Umgestaltung erfahren; ein Werk, welches dem Praktiker rasche und vollständige Orientierung auf diesem so wichtigen Gebiete ermöglicht, mangelte jedoch. Dem hierdurch gegebenen Bedürfnisse bin ich durch die von mir vor kurzem veröffentlichte Pathologie und Therapie der Neur-

asthenie und Hysterie (Wiesbaden, J. F. Bergmann) ent-
gegengekommen. Dieselbe enthält neben einer erschöpfenden
Schilderung der Neurasthenie die einzige derzeit vorhandene Darstellung des ganzen Gebietes der Hysterie nach dem gegenwärtigen
Stande der Wissenschaft.

München, im April 1895.

L. Löwenfeld.

Vorwort zur vierten Auflage.

Die hier vorliegende neue Auflage präsentiert sich wieder in
bedeutend veränderter Gestalt. In den neun Jahren seit dem Erscheinen der letzten Auflage hat die Therapie der Neurasthenie
und Hysterie zwar keine radikale Umgestaltung erfahren, doch
haben auf diesem Gebiete zahlreiche Änderungen und Neuerungen
Platz gegriffen; auch haben sich unsere Anschauungen über manche
der älteren Behandlungsmethoden erheblich geändert. Hierdurch
wurden nicht nur zahlreiche Ergänzungen, sondern auch völlige
Umarbeitung einzelner Abschnitte erforderlich. Letztere betraf
die Kapitel über Ursachen und ursächliche Behandlung, die arzneiliche Behandlung, Luftkuren und Hypnotherapie. Von neueren
Behandlungsmethoden fanden die Arsonvalisation, die elektro-
magnetische Therapie, die Vibrationsmassage und das Freud'sche
psycho-analytische Verfahren Berücksichtigung.

In dem Schlusskapitel über anstaltliche Behandlung wurde die
Bedeutung der Beschäftigungsanstalten und der Bestrebungen zu
gunsten der Errichtung von Volksheilstätten für Nervenkranke in
entsprechender Weise gewürdigt.

Ich kann nur wünschen, dass diese neue Auflage dem Büch-
lein den Ruf erhält, den sich ihre Vorgängerinnen erwarben.

München, April 1904.

L. Löwenfeld.

Inhaltsübersicht.

Vorbemerkungen.

Das verflossene Jahrhundert hat uns neben seinen zahlreichen und grossartigen Errungenschaften auf wissenschaftlichem, industriellem und wirtschaftlichem Gebiete auch eine wenig erfreuliche Zugabe hinterlassen, die schon viel beklagt, aber auch verspottet wurde: Die Verbreitung von Nervenleiden in einem Maasse, die man in der ersten Hälfte des Jahrhunderts noch nicht kannte. Die beklagte Zunahme betrifft jedoch nicht nervöse Affektionen jeder Art in gleicher Weise. Die schweren, mit strukturellen Veränderungen des Nervensystems verknüpften Erkrankungen sind wohl in den letzten Dezennien etwas häufiger geworden; doch hat dieser Umstand kaum ausserhalb der ärztlichen Kreise Aufmerksamkeit erregt. Anders verhält es sich mit jenen Übeln, die vom grossen Publikum als Nervosität oder Nervenschwäche bezeichnet werden, und in der Wissenschaft unter den Hauptsignaturen Neurasthenie und Hysterie als Neurosen figurieren. Die Mehrung dieser Übel erreichte in ein paar Dezennien einen Grad, der die Aufmerksamkeit der weitesten Kreise auf dieselben lenkte, so dass man, wenn auch zum Teil nur scherzhaft, von Fin du siècle-Leiden sprach. In den letzten Jahren sind die Klagen über die Nervosität unserer Zeit wohl etwas seltener geworden, aber nicht deshalb, weil dieselbe sich vermindert hat, sondern weil man an länger bestehende Missstände sich allmählich derartig akkommodiert, dass man dieselben nicht mehr auffällig findet. Für die ärztliche Praxis besitzen daher die beiden Neurosen Neurasthenie und Hysterie noch die gleiche Bedeutung wie früher, und es ist auch kaum zu erwarten, dass sich dies in naher Zeit ändern wird, obwohl es keineswegs an Versuchen fehlt, der weiteren Verbreitung der Nervosität vorzubeugen. Es sei hier nur an die Fortschritte auf dem Gebiete der Schul- und Arbeiterhygiene, an die Vereine gegen den Missbrauch der geistigen Getränke, die Bestrebungen zugunsten der Sonntagsruhe im Handelsgewerbe etc. erinnert. Ärztlicherseits ist man seit langem bemüht, die Mittel, die uns zur Bekämpfung der beiden Neurosen zur Verfügung stehen, zu vermehren und zu verbessern. Hervorragende Ärzte in fast allen Kulturländern haben an diesen Bestrebungen teilgenommen; auch hat sich der tiefere Einblick, welchen uns die Forschungen der neueren Zeit in das Wesen der beiden Neurosen verschafften, für die Therapie derselben sehr förderlich erwiesen.

In den letzten Jahren ist jedoch in ärztlichen wie nichtärztlichen Kreisen ein ganz aussergewöhnlicher Eifer, unseren Heilschatz gegen nervöse Leiden zu mehren, zutage getreten. Die Erfolge der seit Dezennien auf pharmazeutischem Gebiete ungemein rührigen chemischen Industrie haben die Elektrotechnik angespornt, in Erfindung neuer Apparate für ärztliche Zwecke und Verbesserung älterer ihr Bestes zu leisten. Die Zahl der neuen Mittel und Behandlungsmethoden, die den Ärzten wie dem Publikum angepriesen werden, ist derart in stetem Wachsen, dass es selbst dem Spezialarzte auf dem Gebiete der Nervenkrankheiten schwer wird, über all das Angebotene zu einem selbständigen Urteile zu gelangen. Daneben haben sich zwei gleich unerfreuliche Erscheinungen mehr und mehr bemerklich gemacht. Das Eindringen des Kapitalismus und der damit zusammenhängenden kaufmännischen Spekulation in die ärztliche Praxis hat dazu geführt, dass in jüngster Zeit Anstalten für die Exploitierung einzelner Heilverfahren gegründet wurden, über deren Bedeutung erst die Zukunft entscheiden kann. Gegen diese Unternehmungen liesse sich wenig einwenden, wenn damit nicht häufig Bestrebungen verknüpft wären, die auf Irreführung der Ärzte und des Publikums hinauslaufen. In den Anpreisungen der fraglichen problematischen Heilmethoden, denen wir in der Presse und anderweitig begegnen, wird deren ausserordentliche Wirksamkeit bei den verschiedensten Leiden als bereits jedem Zweifel entrückt hingestellt, und so der Glaube erweckt, dass man es mit therapeutischen Errungenschaften von der grössten Tragweite zu tun habe, während der kundige und gewissenhafte Arzt sich tatsächlich noch jeden Urteils über die Sache enthalten muss [1]). Ebenso bedauerlich ist, dass die Taktik der nicht medizinisch gebildeten Vertreter des Naturheilverfahrens, die mit der Herabsetzung der Schulmedizin die Lobpreisung ihrer alleinseligmachenden Wasser- Luft-, und Diätkuren verbinden, auch in ärztlichen Kreisen Anhänger gefunden hat, von denen wir hier nur die Vertreter der Wörishofener Schule erwähnen wollen.

Die Aufgabe, welche ich mir in diesem Schriftchen gestellt habe, eine kritische Übersicht über die zur Zeit üblichen Behandlungsmethoden der beiden Neurosen, ihre Wirkungen und speziellen Indikationen zu geben, ist durch die erwähnten Verhältnisse schwieriger und umfänglicher geworden. Sie hat aber zugleich an Bedeutung gewonnen, da eine Scheidung dessen, was für den Praktiker wertvoll ist, von den Scheinwerten der Reklame heutzutage nötiger ist als je zuvor.

Bevor wir jedoch an die Lösung unserer Aufgabe herantreten, wollen wir versuchen, das Krankheitsgebiet, mit welchem wir uns im folgenden zu befassen haben, etwas näher zu umgrenzen. Nervosität, Nervenschwäche, Neurasthenie und Hysterie, diese Ausdrücke sind zwar heutzutage in Jedermanns Munde, allein die Bedeutung, die hiermit verknüpft wird, ist keineswegs immer die gleiche. Es bestehen eben selbst in den engeren fachärztlichen Kreisen noch erhebliche Meinungsverschiedenheiten über das Wesen und die Grenzen der fraglichen Affektionen des Nervensystems. Eine kurze Präzisierung unserer Auffassung in dieser Angelegenheit dürfte deshalb gewiss nicht überflüssig sein.

Es lässt sich wohl nicht in Abrede stellen, dass heutzutage von Ärzten wie vom grossen Publikum die Worte „Nervös“, „Nervosität“ in äusserst liberaler Weise gebraucht werden. „Nervös“ ist derjenige, welcher mit unruhiger Hast seine Geschäfte betreibt und sich über Kleinigkeiten ärgert, „nervös“ die Dame,

---

[1]) Vergleiche hierzu Kurella's trefflichen Aufsatz „Elektrotherapie und Wirtschaft“, Zeitschrift für Elektrotherapie etc. Oktober 1903.

welche ein schriller Ton unangenehm berührt, „nervös" nicht minder der Neurasthenische, dem die geringste geistige Anstrengung oder gemütliche Erregung Kopfschmerz verursacht, „nervös" aber auch die Hysterische, bei welcher eine kleine Erregung einen Krampfanfall oder eine Ohnmacht herbeiführt, mitunter auch der Epileptische, sofern derselbe nicht an den gemeinen Strassenanfällen leidet und gelegentlich selbst trotz solcher. Für den ärztlichen Bedarf dem Publikum gegenüber sind die Worte „Nervös, Nervosität" unleugbar sehr bequem und handlich; es haftet ihnen noch kein besonderes Odium an. Man kann nervös und dabei doch ziemlich gesund und von tadelloser Wohlanständigkeit sein. Ein gewisser Grad von Nervosität macht sogar — in den Augen gewisser Personen — interessant. Dabei noch der Vorteil, dass sich das Schwerste wie das Leichteste im Bereiche der Nervenpathologie mit der Bezeichnung „Nervös" abmachen lässt. Die Wissenschaft kann sich die ungeheuere Dehnbarkeit, welche die Praxis dem Begriffe „Nervosität" gegeben hat, natürlich nicht zunutze machen. Für sie handelt es sich darum, welche Zustände noch als Nervosität zu Recht aufgefasst und betitelt werden können, nachdem wir in der Neurasthenie und Hysterie schon bestimmte, allerdings nicht scharf abzugrenzende neuropathologische Gebiete vor uns haben. Hierüber kann unseres Erachtens kein Zweifel bestehen.

Nervös kann vorübergehend jeder Gesunde durch die Einwirkung verschiedener Umstände werden; es verrät sogar eine abnorme oder wenigstens ungewöhnliche Beschaffenheit des Nervensystems, unter gewissen Verhältnissen nicht nervös zu werden. Das Hangen und Bangen, das auch den mit ruhigem Temperamente Begabten im Angesichte lebenswichtiger oder für solche gehaltener Entscheidungen befällt, der Gemütszustand, in den uns der Anblick einer ernsten Gefahr für ein teueres Familienmitglied oder die lange Zeit andauernde Einwirkung peinlicher Sinneseindrücke versetzt, die Unruhe, die uns beschleicht, wenn es sich um die Erreichung eines wichtigen Zieles zu bestimmter Zeit handelt, alles das sind lediglich Äusserungen einer Nervosität, die jedoch mit der Beseitigung ihrer Ursache sofort wieder schwinden kann. Dieser transitorischen und, man könnte wohl auch sagen, physiologischen Nervosität steht die andauernde, lebenslängliche, sehr häufig schon angeborene gegenüber, die ihre Repräsentanten in allen Bevölkerungsschichten, ganz besonders aber in den sogenannten gebildeten Ständen zählt. Die betreffenden Personen können den Anschein vollständiger Gesundheit darbieten, sie bekunden jedoch bei verschiedenen Anlässen ein Verhalten des Nervensystems, das von dem des Durchschnittsgesunden in deutlicher Weise abweicht. In erster Linie handelt es sich um erhöhte Erregbarkeit des Gehirns, welche sich sowohl äusseren Eindrücken als psychischen Vorgängen gegenüber kund gibt. Reize, welche Gesunde nicht in merklicher Weise affizieren, können bei denselben schon unangenehme und selbst schmerzhafte Sensationen, begleitet von lebhafter Reaktion auf motorischem, vasomotorischem und sekretorischem Gebiete hervorrufen. Ebenso werden auch Affektvorgänge leichter ausgelöst, und diese zeigen zugleich eine mächtigere Einwirkung auf das Gesamtnervensystem als bei Gesunden. Kopfschmerzen, Gesichtsblässe, Zittern, Herzklopfen, Schweissausbruch, Ohnmachtsanwandlungen, Verdauungsstörungen, Durchfälle treten schon bei gemütlichen Erregungen auf, welche den normal konstituierten Menschen in seinem Befinden unbeeinflusst lassen.

Der grösseren gemütlichen Erregbarkeit entspricht auch ein häufiger Wechsel der vorherrschenden Gefühle, ein rascherer Umschlag der Stimmung. Diese Übererregbarkeit ist es wesentlich, welche der Nervosität die Bedeutung einer krankhaften Anlage verschafft, sofern durch dieselbe Reize eine nachteilige Wirkung für den Organismus erlangen, welche auf den Nichtnervösen keinen oder nur einen belanglosen Einfluss ausüben.

Mit der gesteigerten Erregbarkeit gehen gewöhnlich Erscheinungen einher, welche auf Schwäche und raschere Erschöpfbarkeit der funktionierenden Zentralteile hinweisen, weshalb man den Zustand der Nervosität wissenschaftlich auch schon lange als „reizbare Schwäche" des Nervensystems bezeichnet hat. Nach den bisher bekannt gewordenen Tatsachen dürfen wir jedoch nicht annehmen, dass erhöhte Reizbarkeit und verminderte Leistungsfähigkeit notwendig in denselben Zentralteilen oder Elementen lokalisiert sind. Beide Erscheinungen können auch in räumlich getrennten Abschnitten des Nervensystems, respektive Gehirns ihren Sitz haben.

Die Nervosität wird in ihrer Erscheinungsweise durch das Lebensalter beeinflusst. Bei Kindern äussert sie sich, abgesehen von der sensorisch-psychischen Hyperästhesie, in erhöhter Konvulsibilität, die sich bei fieberhaften Krankheiten und peripheren Reizungen geltend macht, in unruhigem Schlafe mit lebhaften Träumen, Furchtsamkeit, bald abnorm lebhaftem, bald abnorm stillem Verhalten, geistiger Frühreife und frühem Auftreten von Migräne, von geschlechtlichen Regungen und Neigung zu Bettnässen.

Die auf erblichem Boden erwachsene Nervosität erhält häufig ein besonderes Gepräge durch Vergesellschaftung mit gewissen psychischen Anomalien (ungleiche Entwickelung verschiedener geistiger Fähigkeiten, Defekte auf moralischem oder intellektuellem Gebiete, Zwangsaffekte, krankhafte Triebe, Verschrobenheiten etc.). Die mit hereditärer Nervosität Behafteten sind daher zum Teil wenigstens identisch mit den Dégénérés (Entarteten) der französischen Beobachter. Hierbei muss jedoch berücksichtigt werden, dass, sowie nicht alle erblich belasteten Nervösen psychische Anomalien der erwähnten Art aufweisen, andererseits die mit diesen Anomalien Behafteten nicht immer die Zeichen der reizbaren Nervenschwäche darbieten.

Der Zustand der Nervosität findet sich keineswegs lediglich bei gracil gebauten, zarter organisierten Menschen; diese sind allerdings hiermit häufiger als andere behaftet; allein wir begegnen demselben auch bei massiv angelegten, ihrem Äusseren nach anscheinend von Gesundheit und Kraft strotzenden Individuen. Personen mit diesem Verhalten des Nervensystems können ihre Stellung im Leben vollkommen ausfüllen, unter günstigen Umständen selbst Hervorragendes in ihrem Berufe schaffen. Ein grosser Teil dessen, was unsere Zeit an bedeutenden Leistungen auf den Gebieten der Kunst, der Wissenschaft und der Industrie zu verzeichnen hat, ist das Verdienst von Persönlichkeiten, die in höherem oder geringerem Masse mit Nervosität behaftet sind.

In der Tat ist das, was wir hier als Nervosität schilderten, ein Mittelding, ein Übergangszustand zwischen Gesundheit und Krankheit. Günstige Aussenverhältnisse können bewirken, dass die Träger dieses Zustandes in ihrem Befinden immer oder wenigstens zumeist in der Nähe der Gesundheit verbleiben. Dagegen pflegt bei längerem Obwalten ungünstiger Einflüsse, dieselben mögen das Nervensystem allein oder den Organismus im allgemeinen treffen, der fragliche Zustand eine Weiterentwickelung zu ausgesprochener Erkrankung zu erfahren. Die Komplexe von Störungen, mit welchen wir es alsdann zumeist zu tun haben, repräsentieren das, was man als Neurasthenie (Nervenschwäche im Sinne Beard's) und Hysterie bezeichnet, und es hat deshalb eine gewisse Berechtigung, wenn man diese Neurosen zusammen mit der Nervosität als die nervösen Schwächezustände κατ' ἐξοχήν auffasst. Die Neurasthenie muss jedoch nicht immer aus dem von uns als Nervosität bezeichneten Verhalten sich herausentwickeln; sie kann auch unvermittelt bei völlig Gesunden, insbesonders unter der gleichzeitigen Einwirkung heftiger Körper- und Gemütserschütterungen, wie sie zum Beispiel bei Eisenbahnunfällen sich geltend macht, entstehen.

Für die Entwickelung der Hysterie ist andererseits immer eine besondere Disposition — die sogenannte hysterische Konstitution — erforderlich, die sich aus zwei Faktoren, einen somatischen und einen psychischen zusammensetzt. Den somatischen Faktor bildet die reizbare Schwäche des Nervensystems, den psychischen, das dem Weibe eigene seelische Verhalten, das sich auch bei nicht wenigen Männern (Individuen von weibischem Charakter) findet. Das Weib unterscheidet sich psychisch vom Manne durch Zurücktreten des kalt abwägenden Verstandes gegenüber dem stark ausgeprägten Gefühlsleben (Überwiegen des Herzens über den Verstand), geringere Willensenergie und hiemit zusammenhängende grössere Suggestibilität. Diese seelischen Eigenschaften und nicht irgendwelche sexuelle Verhältnisse bedingen es, dass das Weib als solches zur Hysterie erheblich (in Deutschland mindestens sechsmal) mehr disponiert ist, als der Mann[1]).

Auf dem Boden der Nervosität können sich andererseits, von organischen Erkrankungen des Nervensystems abgesehen, auch andere Neurosen, sowie die verschiedensten psychischen Störungen entwickeln. Von Neurosen kommen hier insbesonders die Angst- und

---

[1]) Der Mann von weibischer psychischer Konstitution ist demzufolge zur Hysterie ebenso disponiert, als das Weib.

die Zwangsneurose (Zwangsvorstellungskrankheit) in Betracht, deren
Erscheinungen auch im Bereiche der Neurasthenie und Hysterie
vertreten sind.

Die Angstneurose ist durch das selbständige Auftreten von
Angstphänomenen, von Zwangscharakter, Phobien, inhaltlosen Angstzuständen, klinischen Äquivalenten des Angstanfalles, die Zwangsneurose durch ein Zwangsvorstellen charakterisiert, welches entweder ganz isoliert besteht oder wenigstens nicht mit Symptomen
irgend einer anderen wohl definierten Nerven- oder Geisteskrank-
heit vergesellschaftet ist.

Die Trennung der Neurasthenie von der Hysterie ist, obwohl
beide Leiden einem verwandten Boden entspringen, sowohl durch
klinische als ätiologische Verhältnisse gerechtfertigt. Im Krankheitsbilde der Hysterie finden wir eine Reihe von Symptomen, die
bei Neurasthenie vermisst werden (ausgebreitete Anästhesien, Lähmungen, Kontrakturen, Anfälle verschiedener Art etc.). Und auch
der Neurasthenie sind manche Erscheinungen eigen, die der Hysterie
mangeln. Auch die ätiologischen Verhältnisse beider Neurosen
weisen Besonderheiten auf, wie wir zum Teil schon gesehen haben.

In der Praxis begegnen wir jedoch zahlreichen Fällen, in
welchen hysterische und neurasthenische Symptome nebeneinander
bestehen oder auch sukzessive auftreten, so dass man von hysterischer Neurasthenie, neurasthenischer Hysterie oder Hystero-
Neurasthenie sprechen kann.

Bei zahlreichen Neurasthenischen und ebenso bei manchen
Hysterischen begegnen wir einer Veränderung des gemütlichen
Verhaltens, einer Verstimmung melancholischen oder hypochondrischen Charakters. Letztere Form der Gemütsverstimmung ist
entschieden die vorherrschende; ist dieselbe in stärkerer Aus-
prägung vorhanden, so spricht man gewöhnlich nicht mehr von
Neurasthenie oder Hysterie, sondern von Hypochondrie.

Unter letzterer Bezeichnung werden jedoch verschiedene Zustände zusammengefasst, denen das anhaltende krankhafte Besorgt-
sein um den eigenen leiblichen oder geistigen Zustand gemeinschaftlich ist: die hypochondrische Psychoneurose (oder
Hypochondrie im engeren Sinne), die hypochondrische Melancholie und die hypochondrische Verrücktheit. Die Ab-

grenzung der beiden letzteren Formen psychischer Störung macht im allgemeinen keine Schwierigkeit, soferne die Intensität und Andauer der traurigen (melancholischen) Verstimmung einerseits, andererseits das Auftreten von Wahnvorstellungen den Ausschlag gibt; auch besteht hinsichtlich dieser Psychosen keine einschneidende ärztliche Meinungsverschiedenheit. Über das Gebiet der hypochondrischen Psychoneurose schwanken dagegen derzeit die Auffassungen noch sehr bedeutend. Manche Ärzte sind geneigt, jeden Neurasthenischen, der sich übertriebenen Befürchtungen wegen seines Zustandes hingibt oder dessen Klagen ihnen nicht im richtigen Verhältnisse zu seinen Beschwerden erscheinen, einfach als Hypochonder zu betrachten und dementsprechend zu behandeln. Auf der anderen Seite hat Gugl urgiert, dass von Hypochondrie nur in jenen Fällen gesprochen werden soll, in denen die tatsächlichen Beschwerden des Kranken in ganz ausserordentlichem Missverhältnisse zu dessen psychischer Verfassung stehen. Ich habe schon früher[1]) mich dahin erklärt, dass die leichteren von den unter der Bezeichnung Hypochondrie zusammengefassten Fälle zweifellos dem Gebiete der Neurasthenie resp. Hysterie angehören, und kann daher, Gugl beipflichtend, auch das Gebiet der hypochondrischen Psychoneurose nur in soweit anerkennen, als der psychische Faktor — die hypochondrische Denk- und Fühlweise — das ganze Krankheitsbild beherrscht.

Die Übergänge von der Neurasthenie und Hysterie mit hypochondrischer Verstimmung zur hypochondrischen Psychoneurose, Melancholie und Paranoia sind fliessend, ebenso aber auch die von der Neurasthenie (resp. Hysterie) mit einfach trauriger Verstimmung zu anderen Formen ausgeprägter Melancholie und Verrücktheit. Neurasthenie und Hysterie können sich ferner mit anderen Neurosen, so insbesonders mit der Epilepsie und jenen psychopathischen Zuständen vergesellschaften, die als psychische Merkmale der ererbten abnormen Gehirnveranlagung betrachtet werden. Endlich sei hier noch erwähnt, dass Hysterie und Neurasthenie sich häufig mit organischen Erkrankungen des Nervensystems kombinieren, sich aber auch mit jeder anderen Organerkrankung verknüpfen können; besonders häufig begegnen wir denselben in

---

[1]) Die moderne Behandlung der Nervenschwäche, 2. Auflage, S. 5.

Verbindung mit Affektionen, welche die allgemeine Ernährung beeinträchtigen.

I. Ursachen und ursächliche Behandlung.

Die Behandlung der Neurasthenie und Hysterie stellt uns vor allem einer Aufgabe gegenüber, deren Lösung im konkreten Falle bald sehr leicht, bald mit grossen Schwierigkeiten umgeben ist: der Erforschung der Ursachen, welche die Zerrüttung des Nervensystems herbeigeführt haben. Es ist dies ein Umstand von eminent praktischer Bedeutung. Wird unser therapeutisches Eingreifen bei den genannten Leiden auch keineswegs lediglich durch die ursächlichen Verhältnisse bestimmt, so laufen wir doch ohne genügende Aufklärung über diese vielfach Gefahr, selbst mit den bestdurchdachten Massnahmen nur Misserfolge zu erzielen. Um den Dingen, um welche es sich hier handelt, auf den Grund zu sehen, bedarf der Arzt zunächst des vollen, unbedingten Vertrauens seines Patienten und eines gewissen Taktes. Denn nicht selten handelt es sich um die Ermittelung von Umständen, über welche niemand ohne eine gewisse Scheu einem Fremden Eröffnungen macht. Sodann darf der Behandelnde sich die Mühe nicht verdriessen lassen, den ganzen äusseren Lebensgang des Kranken zu studieren, über die Krankheiten, welche derselbe durchgemacht, und sonstige in gesundheitlicher Beziehung wichtige Vorgänge in seinem Leben, sowie die Gesundheitsverhältnisse seiner Verwandtschaft (De- und Aszendenz insbesondere) sich eingehend zu unterrichten und das bestehende nervöse Leiden bis zu den ersten Anfängen mit aller Sorgfalt zu verfolgen. Dass sich hieran eine eingehende körperliche Untersuchung schliessen muss, bedarf wohl keiner weiteren Ausführung. Nur auf diesem Wege können wir uns ein klares Bild von den Ursachen der bestehenden nervösen Störungen verschaffen und uns davor schützen, Folgen oder Teilerscheinungen des Nervenleidens für Ursachen desselben zu halten, wie es keineswegs selten geschieht (von verhängnisvolleren Irrtümern ganz abzusehen).

Die Ursachen der Neurasthenie und Hysterie, welche wir hier nur kurz berühren können, werden gewöhnlich in entferntere, prädisponierende und direkte Gelegenheitsursachen (agents provocateurs) gesondert. Diese Trennung ist jedoch keineswegs strenge durchzuführen und deshalb nur von untergeordneter praktischer Bedeutung. Ein und dasselbe ätiologische Moment kann in einem Falle lediglich als prädisponierender Faktor, in einem anderen, bei grösserer Intensität oder länger andauernder Einwirkung auch als direkte Ursache fungieren. Fast alle direkten Ursachen der Neurasthenie können unter Umständen nur die Bedeutung prädisponierender Momente erlangen. Mit den agents provocateurs der Hysterie verhält es sich zum Teil ähnlich.

In einer grossen Zahl von Fällen haben wir es mit einer Kombination von Schädlichkeiten zu tun, deren Einzelwirkungen sich oft nicht genauer aussondern lassen. Mit Rücksicht auf das vorstehend Bemerkte beschränke ich mich darauf als prädisponierende Ursachen in der Hauptsache solche Momente anzuführen, welche nicht zugleich als Gelegenheitsursachen wirksam sind. Als solche kommen in Betracht: Erbliche Veranlagung, Geschlecht, Konstitution, Lebensalter, Beschäftigung, Rasse, Klima, Milieu, Erziehung. Unter den angeführten Momenten spielt unzweifelhaft die ererbte neuropathische Anlage (Belastung) die Hauptrolle. Sie findet sich, wie ich nachgewiesen habe, bei etwa 75% der Neurasthenischen und der grossen Mehrzahl der Hysterischen. Ein Einfluss des Geschlechtes ist speziell bei der Hysterie erweislich, sofern, wie schon erwähnt wurde, das Weib als solches ungleich mehr zu dieser Krankheit disponiert ist als der Mann. Eine von Haus aus schwächliche Konstitution ist von Bedeutung, weil sie eine mangelhafte Ausbildung des Nervensystems und damit auch eine gewisse neuropathische Disposition in sich schliesst. Bezüglich des Lebensalters sei hier nur erwähnt, dass die einzelnen Altersklassen an dem Kontingente der Neurasthenischen und Hysterischen in sehr ungleicher Weise sich beteiligen. Ein prädisponierender Einfluss der Beschäftigung zeigt sich bei der Hysterie nicht in deutlicher Weise, dagegen bei der Neurasthenie in sehr ausgeprägtem Maasse. Kopfarbeit disponiert zur Neurasthenie weit mehr als Handarbeit. Beschäftigung und Lebensweise bedingen auch überwiegend die Häufigkeit der nervösen Schwächezustände bei den Semiten und Nordamerikanern. Die Veranlagung dieser Rassen an sich ist jedenfalls von geringerer Bedeutung. Dass in unserem Grossstadtleben manche nervenschädigende Momente liegen, findet mehr und mehr Anerkennung, ebenso, dass die moderne Erziehung häufig — und zwar besonders beim weiblichen Geschlechte — dazu beiträgt, eine vorhandene Anlage zur Nervenschwäche weiter zu bilden, unter Umständen sogar eine solche herbeiführt.

Die direkten oder Gelegenheitsursachen der Neurasthenie lassen sich im wesentlichen in fünf Gruppen sondern:

1. Erschöpfung des Nervensystems durch ein Übermaass von Leistungen auf rein geistigem Gebiete: Überanstrengung durch geistige Arbeit (Schülerüberbürdung), übermässige Tätigkeit in der gemütlichen Sphäre, i. e. zu häufige Erregung oder andauerndes Herrschen gewisser Gemütszustände oder schwere transitorische Gemütserschütterung: Ärger, Sorgen, Kummer, Aufregungen des politischen, geschäftlichen und häuslichen Lebens, intensive Leidenschaften, Angst, Schrecken, religiöse Exaltation.

2. Schädigung des Nervensystems durch körperliche (oder gleichzeitig durch körperliche und geistige) Überanstrengung: Übermässige Inanspruchnahme einzelner Muskelgebiete durch allzu langes Stehen, ausgedehnte Märsche, zu anhaltende Beschäftigung mit gewissen Arbeiten (Zeichnen, Musizieren, Nähen etc.), allgemeine körperliche Überanstrengung bei Bergtouren und Ausübung gewisser Sports. Überanstrengung der Augen, sexuelle Exzesse und Verirrungen (Masturbation, Congress. interruptus etc.), Nachtwachen und Nachtschwärmerei.

3. Schädigungen des Nervensystems durch zu häufige oder zu anhaltend einwirkende oder zu intensive Erregungen peripheren Ursprungs: Krankheiten, welche mit heftigen Schmerzen oder anderen peinlichen Sensationen (Ohrensausen, Hautjucken) einhergehen, Magen- und Darmleiden, Wanderniere, Sexualerkrankungen, organische Affektionen des Nervensystems, gewisse Augenaffektionen.

4. Schädigung des Nervensystems durch mangelhafte Ernährung, Infektionen und Intoxikationen: Blutarmut infolge von Blut- und Säfteverlusten oder mangelhafter Assimilation, Chlorose, dürftige Ernährung, Entfettungskuren, akute und chronische Infektionskrankheiten, Nasenaffektionen, welche den Lymphabfluss

aus dem Gehirn behindern, harnsaure Diathese, Diabetes, Übermass im Genusse von Kaffee, Tee, Spirituosen, Tabak, Morphinismus, Chloralismus, gewerbliche Intoxikationen (Quecksilber-, Blei- etc. Intoxikation), anhaltender Aufenthalt in sehr dumpfen Räumlichkeiten.

5. Mechanische, thermische und elektrische Schädlichkeiten: heftige Erschütterung des Kopfes, Rückens oder ganzen Körpers (durch Eisenbahnunfälle, Sturz von einer gewissen Höhe, zumeist mit Schreck verknüpft); Arbeiten in überheizten Räumen, Insolation, übermässiger Gebrauch kalter Bäder (insbesonders von Seebädern), Blitzschlag.

Bezüglich der Ätiologie der Hysterie ist noch folgendes zu bemerken: Das Auftreten hysterischer Erscheinungen setzt immer einen gewissen abnormen Nervenzustand, die schon erwähnte hysterische Konstitution, voraus, welch letztere zwar zumeist angeboren ist, aber auch durch während des Individuallebens einwirkende Schädlichkeiten akquiriert werden kann. Der Erwerb betrifft jedoch lediglich den somatischen Faktor der Konstitution, die reizbare Schwäche des Nervensystems; der psychische Faktor ist immer wenigstens in gewissem Masse angeboren. Die Schädlichkeiten, welche wir bei der Neurasthenie als Gelegenheitsursachen anführten, finden wir zum grössten Teile auch in der Ätiologie der Hysterie, aber hier vorwaltend, mit Ausnahme der emotionellen Noxen, lediglich als Ursachen des somatischen Faktors der hysterischen Konstitution, ungleich seltener als veranlassende Momente einzelner hysterischer Zufälle. Und dabei zeigt sich noch eine erhebliche Differenz bezüglich der ätiologischen Bedeutung einzelner Momente für beide Neurosen. Geistige Überanstrengung und somatische nervenerschöpfende Einflüsse, insbesonders solche sexueller Natur, sind für die Entstehung der Hysterie ungleich seltener von Bedeutung als für die der Neurasthenie. Dafür spielen emotionelle Momente bei der Hysterie im ganzen eine erheblichere Rolle als bei der Neurasthenie. Gemütliche Erregungen figurieren nicht nur unter den prädisponierenden ätiologischen Faktoren der Hysterie, sie bilden auch die häufigsten veranlassenden Momente (Gelegenheitsursachen) der einzelnen hysterischen Symptome. Rein soma-

tische Noxen finden sich ungleich seltener als Gelegenheitsursachen [1]).

Ist die Ätiologie des Einzelfalles soweit als möglich klar gestellt, so kann den meisten der im vorstehenden erwähnten Momenten gegenüber, welche überhaupt einer Beseitigung zugänglich
sind, das Verhalten des Arztes kaum einem Zweifel unterliegen.
Dass wir geistige Überanstrengung inhibieren, Exzesse in Baccho
et Venere untersagen, die gesunkene Allgemeinernährung zu heben
trachten, dies alles sind für den rationellen Arzt selbstverständ-
liche Dinge, die keiner weiteren Erörterung bedürfen. Auch über
die Notwendigkeit der Behandlung örtlicher Leiden, welchen ein
Zusammenhang mit dem krankhaften Allgemeinzustande des Nervensystems oder einzelnen Symptomen zuzuschreiben ist (Nasen-
krankheiten, chronische Magen- und Darmleiden, etc.), kann im
allgemeinen kein Zweifel bestehen. Etwas näher müssen wir hier
jedoch auf die Frage eingehen, inwieweit eine Lokalbehandlung
bei Erkrankung der Geschlechtsorgane am Platze ist.

Auch können wir die von Marbach aus verbreiteten Anschauungen über die Beziehungen von Herzerkrankungen und Neurasthenie nicht ganz unberücksichtigt lassen, da dieselben von manchen Seiten für die Therapie der Neurasthenie in weitgehendem
Maasse fruktifiziert werden.

Von der früher so ausserordentlich verbreiteten Annahme, dass
es bei den neurasthenischen und hysterischen Zuständen weiblicher
Personen, die mit Genitalaffektionen vergesellschaftet sind, lediglich einer lokalen Behandlung der letzteren bedürfe, um den Zustand
des Nervensystems zur Norm zurückzuführen, ist gegenwärtig wohl
auch der weitaus grösste Teil der Gynäkologen abgekommen. Ja,
es ist bereits im gynäkologischen Lager eine Reaktion nach der
entgegengesetzten Richtung eingetreten, soferne einzelne verdiente
Forscher auf gynäkologischem Gebiete (Krönig, Theilhaber

---

[1]) Unsere Kenntnis der Ätiologie der Hysterie und insbesondere des
Mechanismus der einzelnen hysterischen Erscheinungen sind trotz aller Fortschritte, welche wir neueren Untersuchungen verdanken, noch ziemlich mangelhaft, und es ist nicht unwahrscheinlich, dass unseren derzeitigen Anschauungen
wenigstens zum Teil eine Umgestaltung im Sinne der von Freud vertretenen
Theorie, auf die wir hier nicht näher eingehen können, erfahren müssen.

insbesonders) das Vorkommen von auf reflektorischem Wege von
den weiblichen Sexualorganen ausgehenden Neurosen gänzlich in
Abrede stellen oder nur mit sehr weitgehenden Beschränkungen
noch zugeben [1]).

Sexualerkrankung und Nervenleiden bilden zweifellos häufig
eine einfache Koinzidenz; das Nervenleiden kann auch das Primäre,
die Sexualaffektion die Folge sein. Dass in diesen Fällen durch
eine lediglich gynäkologische Behandlung die nervösen Beschwerden
nicht zu beseitigen sind, bedarf keiner besonderen Erörterung.
Allein auch in der grossen Mehrzahl der Fälle, in welchen ein ur-
sächlicher Zusammenhang des Nervenleidens mit einer Genitalaffektion nicht in Abrede zu stellen ist, werden, wie Engelhard
an dem Materiale der Hegar'schen Klinik nachgewiesen hat, die
nervösen Störungen nur durch die Genitalaffektion im Vereine mit
anderen Schädlichkeiten herbeigeführt. Auch in diesen Fällen ist
nicht unter allen Umständen eine gynäkologische Lokalbehandlung
ratsam. Die Erfahrung zeigt, dass bei zahlreichen jüngeren weiblichen Personen (namentlich virgines) schon die vorsichtigste Genital-
untersuchung, noch mehr aber die Vornahme einer Lokalbehandlung zu hochgradigen psychischen, zum Teil auch sexuell-sinnlichen
Erregungen führt, die durch ihre Einwirkung auf das Nervensystem
entschieden mehr Schaden nach sich ziehen, als die Sexualerkrankung, die man zu beseitigen trachtet.

Von besonderer Wichtigkeit ist die Tatsache, die in neuerer
Zeit auch von gynäkologischer Seite mehr und mehr gewürdigt
wird, dass die endlos fortgesetzte Behandlung unerheblicher und
veralteter Genitalaffektionen (Flexionen, Versionen, geringfügiger
Vorfälle des Uterus, Erosionen, Endometritis] etc.) bei an neur-

---

[1]) Krönig (Über die Bedeutung der funktionellen Nervenkrankheiten
für die Diagnostik und Therapie in der Gynäkologie, Leipzig 1902) stellt das
Vorkommen genitaler Reflexneurosen überhaupt in Abrede. Theilhaber
(Der Zusammenhang von Nervenerkrankungen mit Störungen in den weiblichen
Geschlechtsorganen 1902) berichtet, dass er unter mehr als 100 Fällen von
Retroflexio uteri nicht einen Fall von Reflexneurose zu entdecken vermochte
und erklärt, dass nach seiner Ansicht durch gynäkologische Anomalien, die
sonst keine oder nur höchst geringfügige Symptome machen und die keine
Verschlechterung der Blutbeschaffenheit verursachen, Nervengebiete nicht affi-
ziert werden können, welche von den Genitalien weit entfernt liegen.

asthenischen und hysterischen Zuständen leidenden Frauen sich
häufig nicht nur nutzlos, sondern geradezu schädlich erweist. Diese
Erfahrung erklärt sich einfach aus dem Umstande, dass der in
diesen Fällen angenommene ursächliche Zusammenhang zwischen
Genitalaffektionen und Nervenleiden tatsächlich nicht besteht. Die
gynäkologische Lokalbehandlung kann daher, sofern dieselbe nicht
suggestiv wirkt, zur Beseitigung der nervösen Störungen überhaupt
nicht führen und wenn dieselbe, wie es häufig der Fall ist, die Aufmerksamkeit der Patientin andauernd auf ihren Unterleibszustand
und ihre nervösen Beschwerden lenkt, und sich mit gemütlichen
oder sexuellen Erregungen verknüpft, ist es wohl begreiflich, dass
sie statt der erwarteten Besserung eine Verschlechterung des Nervenzustandes herbeiführt. Bei alledem verbleibt eine erhebliche
Reihe von Fällen, in welchen eine Lokalbehandlung unabweisbar
ist, und zwar auch dann, wenn an der Herbeiführung der vorhandenen nervösen Störung neben dem Sexualleiden noch andere
Momente beteiligt sind.

Die Genitalleiden, welche hier in Betracht kommen, sind solche,
welche andauernd bedeutende Schmerzen verursachen und dadurch
zerrüttend auf das Nervensystem einwirken oder durch Blut- und
Säfteverluste die Gesamtkonstitution und damit auch das Nervensystem schädigen oder auch auf beiden Wegen zugleich einen un-
heilvollen Einfluss äussern (lange dauernde Tubenerkrankungen,
chronische Pelvioperitonitiden, submuköse und subseröse Myome,
welche sich in das Becken einkeilen (Theilhaber), chronische Me-
tritis etc.). Bei den in Frage stehenden Sexualleiden darf selbst eine
vorübergehende Verschlimmerung des Nervenzustandes durch die
Lokalbehandlung nicht in Betracht gezogen werden. Andererseits
ist jedoch zu berücksichtigen, dass in den meisten dieser Fälle
mit der Beseitigung der Genitalaffektion allein noch keineswegs
die Heilung des Nervenleidens erzielt ist.

In einem grossen Teile der in Frage stehenden Fälle handelt
es sich um Frauen mit angeborener oder erworbener neuropathischer
Disposition, bei denen durch längere Zeit einwirkende Noxen Veränderungen im Nervensystem herbeigeführt werden, deren Fortbestand nicht an die Andauer der auslösenden Momente geknüpft
ist. Das bestehende neurasthenische oder hysterische Leiden er-

heischt daher hier ausser der gynäkologischen Lokaltherapie noch
eine besondere Behandlung, welche am besten nach ersterer vorgenommen wird.

Bezüglich der Kastration begnüge ich mich folgende Bemerkungen Krönig's anzuführen: „Trotz aller begeisterten Fürsprecher
für die Kastration ist in den letzten Jahren kaum noch eine Publi-
kation erschienen, in welcher bei funktionellen Nervenkrankheiten
die Kastration befürwortet wird, ja im Gegenteil, man warnt überall vor der Operation, nicht bloss deswegen, weil man gelernt hat,
dass die Kastration wohl niemals einen längeren Dauererfolg ge-
habt hat, sondern auch deshalb, weil die Kastration als solche geeignet ist, besonders bei hereditär belasteten Individuen schwerste
Nervenstörungen herbeizuführen."

Auch bei den Erkrankungen der männlichen Geschlechtsorgane,
die sich mit neurasthenischen Störungen vergesellschaften — am
häufigsten chronische Urethritis posterior, seltener Strikturen der
Harnröhre, chronische Prostatitis mit Prostatorrhöe, chronische
Hodenentzündung, verlängertes Präputium und Phimose mit kon-
sekutiver Smegmaanhäufung und Balanitis — genügt gewöhnlich
die lokale Behandlung zur Beseitigung der nervösen Symptome
nicht, namentlich wenn diese längere Zeit bereits bestehen. Man
hat die mit Urethritis posterior gonorrhoischen Ursprungs verknüpfte Neurasthenie als Tripperneurasthenie bezeichnet und auf
andauernde Reizung der Nerven der pars prostatica durch den
chronischen entzündlichen Prozess zurückgeführt. Für die Entstehung der sogenannten Tripperneurasthenie kommen in der Regel
jedoch noch andere Momente in Betracht, insbesondere neuropathische Veranlagung mit hypochondrischer Denkweise. Infolge
letzterer beschäftigen sich die betreffenden Individuen andauernd
mit dem Zustande ihrer Harnröhre und suchen durch endlose mit
fortwährenden gemütlichen Erregungen verknüpfte Kurversuche die
Beseitignng des oft genug unbedeutenden Ausflusses herbeizuführen.
Diese Umstände und die mit der Harnröhrenbehandlung verknüpfte
Nervenirritation tragen sehr häufig zur Weiterentwicklung des neurasthenischen Zustandes bei, und so ist denn, wie ich schon andern
Orts bemerkte, die sogennannte Tripperneurasthenie mehr ein an-

kuriertes Leiden, denn die Folge der chronischen Urethritis [1]). Für
die Heilung der Neurasthenie ist in diesen Fällen natürlich Aussetzen der lokalen Behandlung erstes Erfordernis.

Wir müssen hier noch einer von Marbach ausgehenden Irrlehre gedenken, deren therapeutische Fruktifizierung zu recht unerfreulichen Konsequenzen führen mag. Der frühere Leiter des Sanatoriums Marbach,
Dr. A. Smith, vertritt die Anschauung, dass in sehr vielen Fällen, die von
den Ärzten als Neurasthenie und Melancholie aufgefasst werden, das Grund-
leiden eine Herzerkrankung bildet. Diese besteht in einer Herzerweiterung, resp.
einer mit abnormer Dehnbarkeit verknüpften Schwäche des Herzmuskels, infolge welcher unter dem Einflusse verschiedener Momente (Alkohol, Körper-
anstrengung etc.), zum Teil auch anscheinend spontan die Herzgrösse auffällige
Schwankungen zeigen soll (Gummiballherz). Der Smith'schen Theorie wurde,
soweit die Melancholie in Betracht kommt, von psychiatrischer Seite eine sehr
skeptische Aufnahme zuteil, sie hat auch in betreff der Neurasthenie in den
Fachkreisen sehr wenig Anklang gefunden. Ich möchte nicht bestreiten, dass
das von A. Smith und seiner Schule beschriebene gummiballartige Verhalten
des Herzens vorkommt, hat mir doch Smith selbst dasselbe an einem Angehörigen meiner Familie demonstriert. Ich halte es auch für möglich, dass
in einzelnen Fällen von Neurasthenie dieses Verhalten des Herzens den nervösen
Zustand mehr oder weniger beeinflusst; was ich jedoch mit Entschieden-
heit bestreiten muss, ist, dass die Beschwerden der Neurastheniker in einem
grossen Teil der Fälle auf eine derartige Ursache zurückzuführen sind. Das
Material der Marbacher Anstalt, die wenigstens früher vorwaltend eine Trinker-
heilstätte bildete, ist zur Entscheidung einer derartigen Frage ganz und gar
ungeeignet. Meine Erfahrungen weisen umgekehrt darauf hin, dass Schwankungen
in der Herzgrösse, wo solche bei Neurasthenikern überhaupt vorkommen,
keineswegs immer die Ursache, sondern wohl häufiger eine Folge- oder Begleiterscheinung des schwankenden nervösen Zustandes sind. Wir begegnen
einem derartigen Verhalten auch beim Magen. Bei neurasthenischen Individuen,
die an Magenatonie leiden, finden wir häufig vorübergehend, z. B. unter dem
Einflusse gemütlicher Erregungen, auffällige Schwankungen in der Ausdehnung

---

[1]) Sehr beherzigenswerte Worte hat ein auf diesem Gebiete gewiss er-
fahrener Autor, Fürbringer, geäussert: „Nichtsdestoweniger warnen wir
nochmals eindringlich vor einer systematischen einseitigen „spezialistischen"
Behandlung der Harnröhre bei solchen Formen, in welchen sich nervöse
Symptome mit den entzündlichen Veränderungen kombiniert haben (Tripper-
neurasthenien!). Die Fälle, die wir einfach durch Sistierung der von Lokal-
fanatikern geübten Misshandlung der armen Harnröhre, allenfalls unter Hinzu-
fügung des Aufenthaltes in einem geeigneten Kurort sich von Tag zu Tag
haben bessern, ja selbst heilen sehen, sind viel zu bedeutend, als dass wir
nicht hier unserer durch breite Erfahrung gestützten Überzeugung Ausdruck
geben müssten."

des Magens. Es liegt nahe, dass die Smith'sche Auffassung, wenn sie grössere Verbreitung erlangen sollte, in der Therapie der Neurasthenie sich von ähnlichem ungünstigem Einflusse erweisen müsste, wie die frühere Überschätzung der weiblichen Sexualerkrankungen, die wir glücklicherweise überwunden haben.

Die Loslösung des nervösen Leidens von den primären Ursachen und unabhängige Fortexistenz desselben selbst nach Beseitigung dieser ist eine Tatsache, der wir keineswegs lediglich bei den Sexualerkrankungen begegnen. In der Tat handelt es sich hier um eine allgemeine Erscheinung. Wenn die Veränderungen in den Zentralorganen, welche dem neurasthenischen und hysterischen Zustande zugrunde liegen, einmal durch irgend welche Ursachen längere Zeit hindurch unterhalten wurden, so ist mit der Entfernung letzterer keineswegs die Rückkehr der Zentralorgane zum normalen Verhalten gesichert; es hängt hier von der Dauer der fraglichen Veränderungen und der primären Beschaffenheit des Nervensystems, dem Vorhandensein oder Mangel angeborener oder erworbener neuropathischer Konstitution ab, ob die Beseitigung der ursächlichen Momente eine Ausgleichung der gesetzten nervösen Störungen anbahnt oder nicht; letztere vollzieht sich, wenn überhaupt, immer nur sehr allmählich und in vielen Fällen ist eine vollständige Restitution des Nervensystems überhaupt nicht mehr erreichbar.

Die Folgerungen, welche sich aus diesen Tatsachen für den Praktiker ergeben, sind ebenso einfach als bedeutsam. So wichtig zweifellos bei Neurasthenie und Hysterie die Aufdeckung und Beseitigung der Ursachen ist, so dürfen wir dennoch keineswegs glauben, hiemit auch in jedem Falle das durch die Sachlage Geforderte getan zu haben. Wo die genannten Leiden seit langem bestehen, da ist, gleichgültig, wodurch die Zerrüttung des Nervensystems zustande kam, zumeist wenigstens noch eine das Nervensystem direkt beeinflussende Behandlung erforderlich, um Heilung oder wenigstens das im individuellen Falle erreichbare Mass von Besserung zu erzielen. Die Aussichten auf vollständige Wiederherstellung sind ferner im allgemeinen um so günstiger, je früher das Leiden zur Behandlung gelangt. „Principiis obsta." Dieser

Grundsatz muss in jedem Falle, der uns hierzu Gelegenheit bietet, nachdrücklichst betätigt werden, namentlich aber da, wo angeborene neuropathische Konstitution vorliegt.

II. Diätetische Behandlung.

A. Ernährung.

Indem wir zur Besprechung der für Nervenschwache nötigen Diät übergehen, müssen wir uns vor allem mit der Frage beschäftigen, ob gewissen von den bei uns genossenen Nahrungsmitteln eine speziell nachteilige Einwirkung auf das Nervensystem zukommt, was natürlich deren Ausschluss aus der Diät Nervenleidender involvieren müsste, oder andere für die Ausgleichung der im Nervensystem vorhandenen Störungen besondere Vorteile darbieten. In dieser Beziehung sind allerdings verschiedene Behauptungen im Laufe der Zeit aufgestellt worden, die Beweise hierfür sind jedoch noch ganz und gar ausständig. So wurde von englischen und amerikanischen Ärzten der reichliche Genuss von Fett, gewissen Fischgattungen, insbesondere von Schellfisch, ferner von Austern als für die Kräftigung des Nervensystems besonders förderlich bezeichnet. Meine bisherigen Beobachtungen haben mich jedoch von den besonderen Vorteilen dieser Nahrungsmittel für die Restitution Nervenleidender nicht zu überzeugen vermocht. Etwas näher müssen wir uns mit einer Lehre befassen, die z. Z. noch weit mehr in den Laienkreisen als unter den Ärzten ihre Anhänger zählt. Es ist dies der Vegetarianismus. Von vegetarianischer Seite wird das Fleisch als Reizmittel bezeichnet. Die Fleischkost soll das Bedürfnis für alle übrigen diätetischen Reiz- und Genussmittel, insbesondere den Genuss der Spirituosen nach sich ziehen; sie soll ferner alle möglichen Gebrechen verursachen, hässlich und frühzeitig alternd, roh, jähzornig, leidenschaftlich etc. machen. Wäre dem so, so würde dies mehr als genügenden Grund bilden, Nervenkranken die Fleischkost auf das Entschiedenste abzuraten. Allein von diesen Vorwürfen, die man der Fleischnahrung macht, lässt sich keiner bei genauerer Untersuchung als begründet ansehen. Dass Fleischkost nicht notwendig zum Genusse von Spirituosen führt, lehren sowohl die Beobachtungen in unserem Vaterlande, in welchem wohl zahlreiche Fleischesser existieren, die keine Spirituosen zu sich nehmen, als insbesondere die Temperenzgesellschaften in England und Amerika, deren Mitglieder, wie ich auf Grund eigener Beobachtungen sagen kann, keineswegs Vegetarianer sind. Die übrigen angeführten Vorwürfe entsprechen so wenig aller Erfahrung, dass ein näheres Eingehen hierauf nicht am Platze ist. Dennoch scheinen mir manche eigene Erfahrungen und Beobachtungen anderer Ärzte dafür zu sprechen, dass eine Diät, bei welcher auf Fleisch gänzlich verzichtet wird, in manchen Fällen von Neurasthenie wenigstens für eine gewisse Zeit von Vorteil ist. Nach meinen bisherigen Wahrnehmungen scheinen von dieser Änderung der Lebensweise am meisten jene Fälle Nutzen zu erfahren, in welchen in bezug auf Genuss von Fleisch und Spirituosen zu viel geschehen ist. Es gibt namentlich in den wohlsituierten Ständen manche Kranke, die von dem Glauben erfüllt, dass Fleisch allein Kraft gebe, dem Fleischkultus unter Vernachlässigung der übrigen für eine rationell gemischte Kost nötigen Zutaten (Fett, Kohlehydrate) ergeben sind und daneben zur Hebung transitorischer Schwächezustände und aus anderen Gründen (z. B. schlechten Schlafes halber) ansehnliche Quantitäten von Alkoholicis zu sich nehmen. Hier kann — so stelle ich mir wenigstens den Hergang der Sache vor — eine rasche und einschneidende Änderung der Lebensweise in ähnlicher Weise günstig auf den Zustand der Nervenzentren wirken, wie man dies bei einer Luftveränderung oft in ganz unbezweifelbarer Weise wahrnimmt. Auch bei chronischen cerebrasthenischen Zuständen mit erheblichen Kopfbeschwerden und sexuellen Reizzuständen, insbesondere übermässigen Pollutionen bei gut genährten Individuen, fand ich die erwähnte Diät von Nutzen. Mein hiesiger Kollege, der Gynäkologe Theilhaber, welcher seit Jahren in seiner Praxis vegetarische Diät in ausgedehntem Masse anwendet, sah von derselben günstige Erfolge bei Neurosen der Harnblase (nervösem Harndrang, nervöser Incontinentia urinae), ferner bei Schlaflosigkeit, nervösen Kopfschmerzen und ganz besonders den nervösen

---

[1] Auch Senator sah bei nervöser Schlaflosigkeit von der vegetarischen Diät günstige Erfolge.

Beschwerden der Frauen im Klimakterium. Insbesonders ist be-
merkenswert, dass sich nach den Erfahrungen Theilhaber's die
nach der Exstirpation des Uterus und der Ovarien gewöhnlich
auftretenden klimakterischen Beschwerden durch vegetarische Diät
verhüten lassen.

Unter den Anhängern des Vegetarianismus lassen sich zwei Richtungen
unterscheiden. Die Vegetarianer strengster Observanz nähren sich ausschliesslich von Vegetabilien, die gemässigten Vegetarianer dagegen verschmähen
von den Nahrungsmitteln animalischer Provenienz nur das Fleisch gänzlich,
während sie Milch, Butter, Honig und z. T. auch Eier geniessen. Bei der
streng vegetarianischen Diät hält es sehr schwer, den Eiweissbedarf des Körpers
zu decken, und tritt daher gewöhnlich nach einiger Zeit eine Schädigung des
Organismus durch Eiweisverarmung ein.

Bei der gemässigten vegetarischen Diät, welche in erster Linie der ärztlichen Verwertung sich empfiehlt, liegen die Verhältnisse für die Erhaltung
des Körperbestandes viel günstiger. Eine Patientin meiner Beobachtung, welche
längere Zeit dem gemässigten Vegetarianismus huldigte, dabei auch Eier in
geringer Menge zu sich nahm, unterzog sich auf meine Veranlassung der
Mühe, während eines Zeitraums von neun Tagen alles, was sie an fester und
flüssiger Nahrung zu sich nahm, zu wiegen und genau zu notieren. Die Zusammenstellung des in dem erwähnten Zeitraume Verzehrten und Berechnung
der in demselben enthaltenen Mengen von Eiweiss, Fett und Kohlehydraten
ergab das von mir nicht erwartete Resultat, dass die Betreffende, deren Körper-
gewicht zu Beginn der Beobachtung 113 Pfd. betrug und während derselben
um 1 Pfd. stieg, sich im Durchschnitte täglich 91,32 g Eiweiss, 81,30 g Fett,
387,61 g Kohlehydrate zuführte. Berücksichtigt man den Umstand, dass B e n e k e
seinen Körperbestand bei einem Gewicht von 62 kg durch Aufnahme von
94 g Eiweiss, 109 g Fett und 284 g Kohlehydrate zu erhalten imstande war,
so wird man die Zufuhr von Nahrungsstoffen in dem angegebenen Falle nicht
als unzulänglich erachten können.

Die Erfahrungen, welche ich im Laufe der Jahre über den
Einfluss der vegetarischen, genauer gesagt fleischlosen, Diät bei
Nervenleidenden sammeln konnte, betreffen nicht lediglich Personen, denen ich selbst diese Lebensweise verordnete, sondern zum
grossen Teil auch solche, welche schon längere Zeit, bevor sie in
meine Beobachtung kamen, durch Lesen vegetarianischer Schriften
oder Bekannte zum Vegetarianismus bekehrt worden waren. Von
den letzteren glaubten fast alle in der ersten Zeit eine Erleichterung ihrer Beschwerden, insbesonders grössere psychische Ruhe
und Leistungsfähigkeit erlangt zu haben. In den meisten der von
mir beobachteten Fällen entsprach jedoch die vegetarische Diät

für die Dauer nicht den Erwartungen, die man von ihr gehegt hatte, weshalb sie wieder aufgegeben wurde. Der begeistertste Anhänger und Apostel des Vegetarianismus, dem ich bisher begegnete, der bekannte Maler Dieffenbach, welcher mehr der strengen Observanz huldigte, geriet nach meiner Wahrnehmung vor Jahren durch seine Lebensweise in einen äusserst desolaten Zustand und wäre wohl zugrunde gegangen, wenn er sich nicht dazu verstanden hätte, einige Zeit wenigstens mit seinen vegetarianischen Grundsätzen zu brechen.

So schätzenswerte Dienste der Vegetarianismus in einzelnen Fällen leisten mag, so ist doch im allgemeinen bei den uns hier beschäftigenden Nervenleiden eine gemischte Kost, jedoch mit ausgiebiger Heranziehung der Vegetabilien, am geeignetsten. Die Menge und Zusammensetzung derselben muss sich nach den Besonderheiten des einzelnen Falles, insbesondere nach dem Zustande der allgemeinen Ernährung und der Beschaffenheit der Verdauungsorgane richten. Bei gut genährten Individuen ohne Verdauungsbeschwerden erheischt die Regulierung der Diät wenig besondere Vorschriften. Die Kost sei im allgemeinen eine leicht verdauliche und die einzelne Mahlzeit nicht zu ausgedehnt. Eine grössere Anzahl kleiner Mahlzeiten ist wenigstens in der Mehrzahl der Fälle einer kleineren Anzahl grosser Mahlzeiten vorzuziehen. Reichlicher Genuss von frischen Gemüsen und Obst ist meist wünschenswert, insbesonders um leichten Stuhlgang zu erzielen, eine für Nervenleidende sehr wichtige Sache. Die Mahlzeiten sollen regelmässig zu bestimmten Stunden und mit Musse eingenommen und nach denselben geistige Anstrengungen ebenso wie stärkere körperliche Aktionen gemieden werden. Was den Genuss von Tee und Kaffee anbelangt, so halte ich die gänzliche Verpönung dieser Genussmittel bei den uns hier beschäftigenden Nervenleiden für eine unnötige und durch die Erfahrung nicht gerechtfertigte Härte. Täglich einmalige Einnahme von Tee oder Kaffee (namentlich morgens) ist sicher in der grossen Mehrzahl der Fälle ohne Nachteil. Eine gänzliche Entziehung dieser Getränke scheint mir nur in den Fällen am Platze, in welchen eine exzessive Nervenreizbarkeit besteht. Speziell der Kaffeegenuss ist in den Fällen zu untersagen, in welchen die Erscheinungen der nervösen Herzschwäche sich geltend machen.

Grössere Sorgfalt als bei der eben erwähnten Klasse Nervenschwacher erheischt die Diät bei mageren, schlecht genährten, blutarmen, körperlich herabgekommenen Individuen, bei welchen nicht selten auch der Appetit mangelhaft ist. Man kann hier sagen, dass im allgemeinen ohne Hebung der Allgemeinernährung eine dauernde Besserung nicht zu erzielen ist; zugleich muss jedoch betont werden, dass durch Besserung der Ernährung allein vielfach wenigstens keine Beseitigung der nervösen Störungen sich erreichen lässt. Vieles hängt eben davon ab, in welcher Beziehung die Ernährungsherabsetzung zu den nervösen Störungen steht. Wir sehen in den Fällen, in welchen neurasthenische oder hysterische Zustände infolge einer durch Krankheiten herbeigeführten oder unter misslichen Aussenverhältnissen entstandenen Ernährungsabnahme sich entwickelten, mit der reichlicheren Zuführung von Nahrung und der hierdurch herbeigeführten Verbesserung der konstitutionellen Verhältnisse, der Zunahme des Körpergewichtes, zumeist die nervösen Beschwerden entsprechend sich verringern. Bei den Leidenden dagegen, bei welchen die nervösen Störungen das Primäre bildeten und die allgemeine Ernährung erst hierdurch verschlechtert wurde, ergibt reichlichere Nahrungsaufnahme allein keineswegs so ausgesprochen günstige Resultate; ich habe sogar manche derartige Fälle beobachtet, in denen ein abnormes Nahrungsbedürfnis bestand, die Kranken infolgedessen ganz ausserordentliche Quantitäten Nahrung zu sich nahmen und dabei dennoch weder eine Besserung ihres nervösen Leidens, noch eine deutliche Hebung ihrer Allgemeinernährung zeigten. Hier müssen, wenn die Nahrungszufuhr auf die Allgemeinernährung günstig wirken soll, vor allem die Ursachen der nervösen Störungen (geistige Überanstrengung, Ärger, Kummer etc.) beseitigt werden.

Die diätetische Aufgabe, die wir bei den schlecht genährten Kranken im allgemeinen zu erfüllen haben, besteht in Zufuhr einer reichlichen Nahrungsmenge in zahlreichen kleinen Mahlzeiten, bei deren Zusammenstellung jedoch nicht den Fleischgerichten eine ungebührliche Begünstigung zuteil werden darf, sondern auch für die Vertretung der Fette und Kohlehydrate in entsprechender

Menge gesorgt werden muss. Um dabei ganz rationell und sicher zu verfahren, empfiehlt es sich in besonders schweren Fällen, das Quantum Eiweiss, Fett und Kohlehydrate, das man dem Kranken zuführen will, vorher festzustellen und dann zu berechnen, in welchen Nahrungsmitteln sich das betreffende Quantum am besten darreichen lässt. Die Zahl der Mahlzeiten, die man gewährt, muss sich nach den Bedürfnissen des Einzelfalles richten, insbesondere muss eine Neigung zu Schwächezuständen berücksichtigt werden. In manchen Fällen muss daher stündlich etwas gereicht werden, in anderen genügt es, 2—3 stündlich eine kleine Mahlzeit zu gewähren. Dabei soll, um die Aufnahme der nötigen Nahrungsquantität zu erleichtern, für eine entsprechende Abwechslung im Speisezettel gesorgt werden. Wo die äusseren Verhältnisse es gestatten und der Appetit nicht an sich genügend ist, sind die appetitreizenden Gerichte (Austern, Kaviar, Schinken und gewisse Rauchfleischsorten, Wildpret, gewisse Arten geräucherter und marinierter Fische) mit Vorteil zu verwenden. In diesen Fällen ist auch nachts für Darreichung einzelner leicht verdaulicher Gerichte (Milch und weicher Eier insbesondere) innerhalb der Schlafzeit Sorge zu tragen, da die Entbehrung der Nahrung während einer grösseren Anzahl von Stunden leicht zu grossen Beschwerden führt.

Für besonders heruntergekommene und blutarme Leidende, insbesondere für Frauen, bei welchen jahrelange geringe Nahrungsaufnahme zu Abmagerung und Entkräftung geführt hat, hat Weir Mitchell ein Heilverfahren ausgebildet, unter dessen verschiedenen Faktoren eine auf rasche Vermehrung des Körpergewichtes hinzielende, sozusagen forcierte Ernährung (daher Mastkur) die Hauptrolle spielt. Dieses Verfahren wurde in Europa zuerst von Playfair an einer Anzahl von Kranken erprobt und auf das Nachdrücklichste empfohlen. Da diese Kurmethode nach den vorliegenden Erfahrungen einer eingehenden Besprechung gewürdigt werden muss, bei derselben aber, abgesehen von der eigenartigen Diät, noch eine Reihe von anderen Heilfaktoren zur Anwendung kommt, werden wir dieselbe erst an späterer Stelle erörtern.

Bei der erwähnten Kategorie von Leidenden können auch die künstlichen Nährpräparate, auf deren Herstellung sich die chemische

Industrie in den letzten Jahren mit besonderem Eifer geworfen hat, mit enschiedenem Vorteile Verwendung finden. Von der ausserordentlich grossen Zahl der gegenwärtig im Handel befindlichen Präparate können wir hier jedoch nur einige wenige, die uns besondere Beachtung zu verdienen scheinen, berücksichtigen.

Am meisten Verbreitung hat nach meinen Erfahrungen der Gebrauch der Somatose, des Sanatogens und des Tropons gefunden. Die Somatose, welche etwa 89 % Albumosen, etwas Pepton und Fleischnährsalze enthält, ist ein bräunliches Pulver von nicht unangenehmem Geschmacke und äussert in kleinen Dosen (10 — 15 Gramm täglich) häufig eine entschieden anregende Wirkung auf den Appetit. Grössere Dosen können Durchfälle erzeugen. In Fällen, in welchen Eisendarreichung wünschenswert ist, empfiehlt sich statt der einfachen Somatose Eisensomatose, welche 2 % an Eiweiss gebundenes Eisen enthält.

Das Sanatogen, ein glyzerinphosphorsaures Salz des Natriumkaseïns, ist ein weisses Pulver von nicht ganz angenehmem Geschmacke, welches 95 % Eiweiss und 5 % glyzerinphosphorsaures Natrium enthält. Man kann dasselbe in grösseren Dosen als die Somatose geben; ich habe beim Gebrauche des Präparates öfters eine entschiedene Hebung der Allgemeinernährung beobachtet.

Das Tropon, ein graubraunes, fast geschmackloses Pulver, welches aus ¹/₃ animalischem und ²/₃ vegetabilischem Eiweiss besteht, empfiehlt sich wegen seiner ausserordentlichen Billigkeit (1 Kilo 5,40 Mk.) insbesonders für weniger Bemittelte.

Wegen seiner Billigkeit und leichten Verdaulichkeit verdient auch das Roborat, ein Präparat, welches aus reinem Getreideeiweiss mit ca. 1 % Lecithin besteht, entschiedene Beachtung.

Wo ausgesprochene Blutarmut vorliegt und der Magen besondere Schonung erheischt, finden die Hämoglobinpräparate zumeist mit entschiedenem Vorteile Anwendung. Von der erheblichen Zahl der hierhergehörigen Präparate, sei nur das in seinem Geschmacke neuerdings sehr verbesserte flüssige Hämatogen Hommel, von dem man täglich 2—3 Esslöffel nehmen lässt, sowie das in Pulverform hergestellte Roborin erwähnt. Letzteres ist in Dosen von ¹/₂ Teelöffel voll mehrere Male täglich zu gebrauchen.

In neuerer Zeit hat sich die Aufmerksamkeit einer Reihe von
Ärzten auf die Verwertung der Lecithine gelenkt, einerseits wegen
der Bedeutung, welche diesen Körpern wegen ihres hohen Phos-
phorgehaltes für die Lebensprozesse der Zellen im Tier- und Pflanzen-
reiche zukommt, andererseits wegen des hohen Lecithingehaltes des
Gehirns und namentlich der grauen Substanz desselben. Fürst
hat bei cerebralen Erschöpfungszuständen, ausgehend von der
Annahme, dass diesen eine Lecithinverarmung des Gehirns zugrunde liege, in einer Anzahl von Fällen Lecithin längere Zeit
gebrauchen lassen und hievon sehr günstige Resultate beobachtet.
Nach seinem Berichte trat nach 6—8 Wochen Besserung des
Appetits, der Allgemeinernährung und insbesonders der cerebralen
Leistungsfähigkeit ein. Fürst verwendete die von Clin u. Comp.
hergestellten Pillen (bei Erwachsenen 3 mal täglich 2 Stück). Auch
von französischen und italienischen Ärzten liegen Berichte über
günstige Resultate des Lecithingebrauches vor. Ich selbst habe in
einzelnen Fällen von Neurasthenie von den Clin'schen Pillen Gebrauch gemacht und dabei jedoch ausser Appetitzunahme keine
auffälligen Resultate gesehen. Trotzdem glaube ich, dass weitere
Versuche mit Lecithindarreichung insbesonders bei Neurasthenischen
mit schlechter Allgemeinernährung sich empfehlen[1]).

Ähnliche Wirkungen wie dem Lecithin werden der von der
chemischen Fabrik Hoffmann-La Roche u. Comp. hergestellten und
unter dem Titel Protylin-Roche in den Handel gebrachten Phos-
phor-Eiweisverbindung zugeschrieben; diese enthält 2,6 % Phosphor
und 81 % Eiweiss. Die Verdauung des Präparates geschieht durch
das Pankreassekret; vom Magensaft wird dasselbe nicht angegriffen,
ein Umstand, der nach meinen Beobachtungen bei Neurasthenischen
zu Magenbeschwerden führen kann.

Die Erscheinungen der nervösen Dyspepsie erheischen zwar
nicht immer, doch häufig genug besondere Berücksichtigung bei
der Regulierung der Diät. Die Erfahrungen aller Beobachter lehren,

---

[1]) Von einzelnen Ärzten wurde Lecithin auch in Form subkutaner Injektionen angewendet; in jüngster Zeit wurde von der chemischen Fabrik
J. D. Riedel unter dem Titel Lecithol ein aus dem Hühnereigelb hergestelltes
Lecithinpräparat, welches in Pillenform und öliger Lösung zu gebrauchen ist,
in den Handel gebracht.

dass die Magenbeschwerden der Neurasthenischen weder durch
irgend eine Medikation oder Brunnenkur, noch durch die sorg-
fältigste Diät allein zu beseitigen sind. Man sieht auch sehr häufig,
dass die Leidenden bei ausgewählter, leichter Kost nicht frei von
dyspeptischen Molesten werden und dann wieder gelegentlich nach
einem reichen Souper oder Diner mit verschiedenen schwer ver-
daulichen Gängen sich wohl fühlen. Dieses anscheinend launische
Verhalten des Magens hat manche Beobachter (so Dowse und
Richter) zu der Annahme verleitet, dass bei nervöser Dyspepsie
jede Ängstlichkeit in bezug auf Wahl der Nahrung ganz und gar
überflüssig und auf Zufuhr einer reichlichen gemischten Kost allein
Gewicht zu legen sei. Diese Auffassung hat unleugbar eine gewisse
Berechtigung, jedoch im allgemeinen nur für leichtere Fälle nervöser Dyspepsie von kurzem Bestande. Bei diesen genügt gewöhnlich Beseitigung der Ursache, um die fraglichen Störungen zu heben.
Das zeitweilige Ausspannen — ein Aufenthalt im Gebirge oder an
der See — bewirkt zum Beispiel bei geistig überangestrengten Personen ein Schwinden des Kopfdruckes wie der Magenbeschwerden
ohne Beihilfe irgendwelcher besonderen Diät. Selbst bei schwereren,
seit Jahren bestehenden nervösen Dyspepsien habe ich von einer
Entfernung aus den gewohnten Verhältnissen, bei Städtern von
einem Landaufenthalte mit entsprechender geistiger Ruhe, bei Personen vom Lande von einem zerstreuenden Aufenthalte in der Stadt
verschiedene Male eine sofortige so günstige Wirkung gesehen,
dass die betreffenden Kranken die schwersten Gerichte anstandslos
geniessen konnten, während sie zu Hause immer zu klagen hatten.
Wir sind jedoch nicht in der Lage, alle nervös Dyspeptischen aus
den sie umgebenden ungünstigen Verhältnissen zu entfernen. Die
Beseitigung der ursächlichen Momente, Landaufenthalt etc. wirkt
bei denselben auch keineswegs immer sofort in entschieden um-
stimmender Weise, so dass man ohne weiteres auf jede Vorsicht
in bezug auf Auswahl und Menge der Nahrung verzichten könnte.
Es ist deshalb bei vielen dieser Kranken, namentlich bei längerem
Bestehen der Magenbeschwerden und deutlicher Abmagerung, eine
umsichtige Regulierung der Diät am Platze. Man fährt in schlimmeren Fällen dieser Art, wenn sich keine Anzeichen einer konstanten
Störung des Magenchemismus in der einen oder anderen Richtung

ergeben, am besten, wenn man anfänglich wenigstens nur Milch und gewisse Milchspeisen (auch Kefir), weiche Eier, rohen geschabten Schinken oder rohes Beefsteak, gebratenes oder gedünstetes mageres Fleisch, leicht verdauliche Gemüse in feingeschnittener oder Püreeform (Spinat, Kartoffelpüree), gekochtes Obst, Reis- und Griesbrei und wenig weisses Brot oder Zwieback erlaubt und erst mit dem Fortschreiten der Besserung eine reichhaltigere und minder penibel ausgewählte Speisekarte bewilligt. Wenn andauernde Störungen des Chemismus Hyperazidität oder das Gegenteil, In- resp. Subazidität vorliegen, müssen dieselben bei der Auswahl der Nahrung besondere Berücksichtigung finden. Bei Hyperazidität leidet die Kohlehydrat- und Fettverdauung Not, während die Eiweissverdauung in gehöriger Weise vor sich geht. Bei In- und Subacidität ist umgekehrt die letztere gestört. Diese Verdauungsanomalien machen jedoch den Verzicht auf eine gemischte Kost weder nötig, noch wünschenswert. Bei Hyperazidität ist nur die Zufuhr der Amylacea zu beschränken und zum Teil für Ersatz des gewöhnlichen Brotes durch stärker dextrinierte Gebäcke (Zwiebacke, Cakes) Sorge zu tragen. Auch gute Fette sind zu gestatten (Butter etc.). Um den Ausfall an Kohlehydraten auszugleichen und die überschüssige Salzsäure möglichst zu binden, ist natürlich auf reichliche Aufnahme von eiweisshaltigeren Nahrungsmitteln (Fleisch und zwar speziell der derberen Sorten, Fisch und Eiern), hinzuwirken. Man hat ferner darauf Bedacht zu nehmen, dass eine Einwirkung des säurereichen Magensaftes auf die Magenwandungen verhindert wird, was dadurch geschieht, dass man den Magen nie längere Zeit leer werden lässt. Bei Sub- und Inazidität kann durch vikariierende Tätigkeit des Duodenums die Eiweissverdauung, welche der Magen nicht zustande bringt, sich bewerkstelligen, es ist deshalb bei dieser Sekretionsstörung ein Verzicht auf Fleisch und andere eiweissreiche Nahrungsmittel nicht erforderlich. Doch empfiehlt sich eine gewisse Einschränkung der Fleichkost und Genuss lediglich der zarten Fleischsorten in sehr weich zubereitetem Zustande, unter Umständen auch Verwendung der Peptone. Auch die Zufuhr der Fette ist wegen der durch den Mangel an Salzsäure bedingten Neigung zu Fermentationsvorgängen im Magen zu beschränken. Dabei sind Gewürze wegen ihrer die Sekretion des

Magensaftes anregenden Wirkung in reichlicher Menge zu gestatten, während bei Hyperazidität speziell die Zufuhr der scharfen Gewürze ganz zu untersagen ist [1]).

Unter den Aufgaben, die wir auf diätetischem Wege bei Nervenschwachen zu erfüllen haben, spielt auch die Behandlung der Fettleibigkeit eine gewisse Rolle. Der Arzt muss hiebei öfters üblen Ernährungsgewohnheiten oder (bei Frauen) einen durch Eitelkeitsrücksichten veranlassten, auf Reduzierung der Körperfülle gerichteten Übereifer entgegentreten. Die traurigen Erfahrungen, welche während der Hochflut der Entfettungskuren in den 80 iger Jahren des verflossenen Jahrhunderts gemacht wurden, haben uns zur Genüge darüber belehrt, dass forcierte Entfettungskuren jeder Art mit erheblichen Gefahren verknüpft sind. Ich selbst habe im Laufe der Jahre eine Anzahl von Fällen von Neurasthenie beobachtet, in welchen das nervöse Leiden unter der Einwirkung einer Entfettungskur sich entwickelt hatte oder bedeutend verschlimmert worden war. Besondere Vorsicht ist bei der mit Blutarmut verknüpften Fettleibigkeit (der sogenannten anämischen Form der Fettsucht) geboten, der wir bei so vielen nervenschwachen Frauen begegnen. Bei den in Rede stehenden Kranken handelt es sich nicht lediglich um Entfernung des überschüssigen Fettes, sondern auch und zwar in erster Linie um Verbesserung der Blutbeschaffenheit. Das Nahrungsquantum darf daher im ganzen nicht zu knapp bemessen werden. Neben reichlicher Zufuhr von Albuminaten ist an Fett und Kohlehydraten wenigstens soviel zu bewilligen, dass die Zufuhr des nötigen Quantums von Eiweiss ohne allzugrosse Schwierigkeiten erfolgen kann. Die Getränkeentziehung darf nicht so weit gehen, dass die Kranke Durst leidet. Die Veränderung in der Kostordnung und insbesonders in der Getränkezufuhr soll ferner nur ganz allmählich stattfinden. Die Kur erheischt stetige Überwachung der Kranken, und bei Anzeichen von allgemeiner oder Herzschwäche ist dieselbe sofort zu unterbrechen. Auch

---

[1]) Die Ansichten über die bei Störungen des Magenchemismus geeignetste Diät gehen übrigens noch erheblich auseinander. Manche Kliniker verordnen bei Hyperazidität eine lakto-vegetabilische Diät und verwerfen den Fleischgenuss, weil derselbe zu reichlicher Magensaftabsonderung führt.

bei anderen Formen der Korpulenz ist vorsichtiges Vorgehen und stetige Kontrolle des Befindens der Patienten erforderlich.

Alkohol und Tabak.

Hinsichtlich der Frage, wie es bei den uns hier beschäftigenden Nervenleiden mit dem Genusse geistiger Getränke zu halten ist, gehen die Ansichten der Ärzte bedauerlicherweise noch immer auseinander. Während in England und in den vereinigten Staaten schon lange von vielen Ärzten der Alkohol in jeder Form verpönt wurde, bekundete in Deutschland die grosse Mehrzahl der Ärzte in der Zulassung und Verwendung von Spirituosen bis in die neuere Zeit in den verschiedensten Krankheitsfällen eine Indifferenz gegen die gesundheitsschädigenden Wirkungen des Alkohols, welche vom wissenschaftlichen Standpunkte aus in keiner Weise zu rechtfertigen ist. Die Antialkoholbewegung, welche auch in Deutschland in den letzten Jahren sich in erfreulicher Weise geltend machte und bereits die Aufmerksamkeit aller Gebildeten auf sich gelenkt hat, ist auch auf die Ansichten und Praxis der Ärzte nicht ohne günstigen Einfluss geblieben. Auch die in bezug auf Alkoholbewilligung liberalsten Ärzte sind vorsichtiger geworden; doch trennen sich die Ärzte in der Alkoholfrage noch immer in zwei Lager. Über die Schädlichkeit häufigen oder gewohnheitsmässigen Genusses beträchtlicher Alkoholmengen ist man allgemein einverstanden. Die Meinungsunterschiede betreffen nur den Konsum kleinerer Alkoholquantitäten. Die Anhänger der völligen Alkoholabstinenz vertreten die Ansicht, dass auch der gewohnheitsmässige Genuss kleiner Alkoholmengen ungünstige gesundheitliche Wirkungen nach sich zieht. Man beruft sich hiebei insbesondere auf die Statistiken einzelner englischer Lebensversicherungsgesellschaften. Die grosse Mehrzahl der Ärzte und auch der medizinischen Koryphäen huldigt jedoch der Anschauung, dass mässiger Alkoholgenuss dem Gesunden nichts schade.

Nach meiner Ansicht ist auch der sogenannte mässige Alkoholgenuss nicht ohne gesundheitliche Nachteile; doch sind dieselben z. Z. noch nicht genügend erwiesen.

Für die hier in Betracht kommenden Nervenleidenden halte ich völlige Abstinenz ausnahmslos für wünschenswert, weil nur durch solche der gelegentliche Genuss zweifellos nachteiliger Alkoholquantitäten sicher vermieden wird. Es ist mir kein Fall bekannt und auch kein Fall denkbar, in welchem die Abstinenz geschadet hätte. Die Abstinenz ist jedoch unter unseren heutigen Verhältnissen nicht immer sehr leicht durchführbar. Der gesellige Verkehr, dessen wir unsere Patienten nicht berauben dürfen, ist leider bei uns noch sehr häufig mit einer Art Trinkzwang verbunden; die alkoholfreien Getränke, welche als Ersatzmittel für Bier und Wein sich verwerten lassen, sind an vielen Orten noch nicht zu beschaffen, und so mag man in manchen Fällen durch die Rücksicht auf besondere Umstände sich zu Konzessionen bestimmen lassen. Es gibt aber eine Anzahl von Fällen, in welchen man durch keine Einrede und durch keine Rücksicht sich verleiten lassen darf, auf die strikte Einhaltung völliger Abstinenz zu verzichten. In erster Linie kommen hier die Patienten in Betracht, welche sich bereits durch Abusus spirituosorum geschädigt haben, sowie diejenigen, bei denen die Erscheinungen der Alkoholintoleranz bestehen, d. h. schon kleine Alkoholmengen das Befinden in der einen oder anderen Richtung hin ungünstig beeinflussen. Sehr häufig gelangen die Excedenten in alcoholicis schon, bevor sie sich an den Arzt wenden, zur Erkenntnis der nachteiligen Wirkungen ihrer Gepflogenheit, ein Umstand, der sie zumeist wenigstens zu mehr oder minder erheblicher Einschränkung ihres Alkoholkonsums bestimmt. Diese freiwillig geübte Mässigkeit darf uns durchaus nicht verhindern, auf völlige Abstinenz zu dringen, da dieselbe, wie schon erwähnt wurde, allein gegen gelegentliche Rückfälle schützt. Ferner kommen hier in Betracht die Individuen mit veralteten cerebrasthenischen Zuständen und Erscheinungen der vasomotorischen Neurasthenie (Neigung zu Schwindelanwandlungen und Kopfeingenommenheit mit Rötung des Gesichtes, sogenannten Kopfkongestionen). Der Genuss selbst sehr mässiger Alkoholquantitäten begünstigt in der Regel das Auftreten letzterer, wohl auf Vasoparese im Bereiche der Kopfgefässe beruhender Störungen. Auch bei den mit ausgesprochenen nervösen Funktionsstörungen des Herzens (Neurasthenia cordis) und mit sexuellen Reizzuständen irgend welcher Art Behafteten ist nicht von völliger Abstinenz abzusehen, da auch gewohnheitsmässiger Genuss geringer Alkoholmengen einen ungünstigen Einfluss auf die in Frage stehenden Störungen auszuüben imstande ist.

Mit dem Rauchen verhält es sich bei Nervenleidenden nicht ganz wie mit dem Alkoholgenusse, wenn auch von manchen Seiten der Versuch gemacht wurde, Tabak und Alkohol in ihrer gesundheitsschädigenden Bedeutung für die Massen gleichzustellen. Man hat den Tabak als ein Volksgift bezeichnet, als ein Gift, das ähnlich dem Alkohol eine gewisse Gewöhnung zulässt, dessenungeachtet jedoch im Laufe der Zeit seine üblen Wirkungen äussert.

Demgegenüber müssen wir betonen, dass übermässiger Tabaksgenuss zwar zweifellos das Nervensystem in nachteiliger Weise zu beeinflussen vermag, insbesondere Störungen der Herztätigkeit, Herzpalpitationen, unregelmässige Herzaktion, sowie eine eigentümliche Unruhe und Appetitlosigkeit herbeiführt, dass jedoch mässiges Rauchen unstreitig von sehr vielen Menschen ohne jedweden Schaden ertragen wird. Und nicht bloss dies! Mässiger Tabakgenuss kann auch in verschiedenen Beziehungen sich nützlich erweisen. Das Rauchen vermag bei vielen Personen Zustände gesteigerter nervöser Erregbarkeit zu mildern und an die Stelle lästiger Unruhe eine behagliche Gemütsstimmung zu setzen. Neben den sedativen besitzt der Tabak aber auch stimulierende Eigenschaften; er ist imStande, die geistige Arbeitsfähigkeit wie die körperliche Ausdauer zu erhöhen und in gewissem Sinne als Surrogat für Nahrungsmittel einzutreten. Bei nicht wenigen Menschen endlich übt der Tabak auf die Verdauung und die Stuhlentleerung einen entschieden günstigen Einfluss aus. Angesichts dieser Erfahrungen wäre es meines Erachtens durch nichts zu rechtfertigen, Neurasthenikern ohne Unterschied das Rauchen untersagen zu wollen; jedoch ist eine Beschränkung dieses Genusses in qualitativer und quantitativer Beziehung dringend anzuraten. Nervenleidende sollen nur leichte Zigarren und von solchen im allgemeinen nicht mehr als drei Stück täglich rauchen, ähnlich ist es bezüglich der Rauchtabake zu halten. Gänzliche Untersagung des Tabakgenusses wird nur in Fällen, in welchen nervöse Störungen der Herztätigkeit bestehen oder eine Disposition zu solchen existiert, ferner bei Individuen, bei welchen das Rauchen üble Wirkungen irgend welcher Art nach sich zieht, am Platze sein.

C. Schlaf, Beschäftigung, Umgebung.

Sexueller Verkehr.

Unter den Momenten, welche bei Regelung der Lebensweise neben der Ernährung in Betracht gezogen werden müssen, erheischt der Schlaf besondere Aufmerksamkeit, zumal dieser bei einem sehr grossen Teile der Neurasthenischen und Hysterischen in der einen oder anderen Richtung mangelhaft ist. Gar manche dieser Kranken führen allerdings über ihren Schlaf Klagen, die nicht ganz gerechtfertigt sind, dafür begegnen wir aber anderen, die auf ein vorhandenes Schlafdefizit so wenig Gewicht legen, dass sie dasselbe keiner besonderen Erwähnung wert erachten. In jedem Falle, ob der Schlaf noch genügend ist oder nicht, müssen wir darauf hinwirken, dass die Kranken in ihrer Lebensweise alles vermeiden, was geeignet ist, den Schlaf zu beeinträchtigen. Die Kranken müssen sich daran gewöhnen, genau zu bestimmten Zeiten zu Bette zu gehen, und vor der Schlafenszeit von jeder Tätigkeit sich ferne halten, durch welche lebhaftere Denkprozesse auch noch nach dem Zubettegehen unterhalten werden können (wie Studieren, aufregende Lektüre etc.). Genuss von Kaffee oder Tee am Nachmittage ist bei Schlafmangel im allgemeinen zu meiden. In manchen Fällen begegnen wir einer Neigung zu auffallend langem Schlafe; in diesem Falle haben wir zu entscheiden, ob und inwieweit die Kranken dieser Neigung nachgeben dürfen. Nach meinen Beobachtungen hat man keinen Anlass, die Kranken zu einer Einschränkung ihres Schlafes zu bestimmen, wenn dieser auf ihr Befinden einen entschieden günstigen Einfluss äussert. Der verlängerte Schlaf erweist sich hier geradezu als ein Heilmittel. Wo dagegen die Kranken nach einem vielstündigen bleiernen Schlafe müde und mit schwerem Kopfe erwachen, wird man besser tun, den Schlaf auf eine bestimmte Anzahl von Stunden zu beschränken.

Von grosser Wichtigkeit ist ferner die Beschäftigung der Leidenden. Hier tritt uns vor allem die Frage entgegen, wie wir uns der Ausübung der Berufstätigkeit gegenüber zu stellen haben. Unbedingt nötig ist die Aufgabe dieser bei allen schweren Erschöpfungszuständen, welches immer auch deren Ursachen sein mögen. In allen diesen Fällen ist der Aufwand an geistiger und körperlicher Kraft, welchen die kontinuierliche Ausübung irgend eines Berufes erheischt, nur geeignet, das bestehende Leiden zu unterhalten und selbst zu steigern. In der Regel müssen Leidende dieser Art für längere Zeit, manche derselben sogar für immer ihrem Berufe entsagen. Bei noch leistungsfähigen Personen ist wenigstens für kürzere Zeit eine Unterbrechung der beruflichen Tätigkeit nötig in allen den Fällen, in welchen letztere eine Ursache der nervösen Zerrüttung bildet oder die Anwendung irgend welcher Behandlung verhindert, also insbesondere bei Überanstrengung durch geistige Arbeit, bei Personen, deren Geschäft ein fortwährendes Hasten und Sichabhetzen in sich schliesst, ferner in den Fällen, in welchen die Berufstätigkeit übermässige Anstrengung einzelner Nervengebiete involviert (anhaltende Anstrengung der Augen, anhaltendes Stehen etc.).

Die Rolle, welche bei Männern (und zum Teil auch bei Frauen) die Berufsarbeit als Ursache der nervösen Schwächezustände spielt, fällt bei vielen Frauen der häuslichen Tätigkeit zu mit ihren mannigfachen Anstrengungen, Sorgen und Verdriesslichkeiten. In bezug auf diese gilt natürlich das gleiche, was hier für die Berufstätigkeit gesagt wurde. Die Aufforderung des Arztes, der beruflichen oder häuslichen Tätigkeit für längere oder kürzere Zeit zu entsagen, muss jedoch in jedem Falle auf sorgfältiger Prüfung aller Verhältnisse beruhen. Die Unterbrechung der Berufstätigkeit bedeutet für viele dieser Leidenden eine Gefährdung, für manche selbst eine Vernichtung ihrer wirtschaftlichen Existenz. Bei Bessersituierten bilden oft andere Umstände, Ehrgeiz, Pflichtgefühl, Geschäftseifer, bei Frauen die Sorge um das Ergehen der Kinder mächtige Hindernisse, wenn der Arzt eine Lostrennung von den Geschäften oder der Häuslichkeit verlangt. Alle diese Umstände müssen im Einzelfalle in Betracht gezogen, die Vorteile der Arbeitsentlastung gegen die etwa hieraus resultierenden Sorgen wohl abgewogen werden. Hierzu kommt noch ein weiteres Moment. Mangel einer berufsmässigen Beschäftigung ist nicht für alle Nervenleidenden von Nutzen, daher auch keineswegs immer ein Aufgeben der Berufstätigkeit zu empfehlen, sofern der Kranke sich hierzu

geneigt zeigt und dessen Verhältnisse solches gestatten. Bei Leidenden mit hypochondrischen Anlagen führt der Mangel einer Beschäftigung, welche ihre Aufmerksamkeit für einen grösseren Teil
des Tages in Anspruch nimmt, zu einem fortwährenden Studieren
über den eigenen Zustand, einer Beachtung und Aufbauschung
der unbedeutendsten Erscheinungen und dadurch zu einer Verschlechterung des Gesamtbefindens, welcher gegenüber der Erfolg der erlangten Ruhe für das Nervensystem verschwindet. In
derartigen Fällen ist höchstens eine Beschränkung, aber nicht
gänzliches Aussetzen der Berufstätigkeit zuzulassen, selbst wenn
Klagen über verhandene Unfähigkeit bestehen. Ich habe mich bei
manchen dieser Patienten davon überzeugt, dass eine regelmässige,
selbst anstrengende Beschäftigung günstiger auf den Gesamtzustand
wirkte als Untätigkeit. Eine angenehme (dem Patienten sympathische), wenn auch anstrengende Beschäftigung kann sich geradezu
als ein Heilmittel erweisen.

Bei den an traumatischen Neurosen Erkrankten, die so häufig
Neigung zu hypochondrischer Auffassung ihres Zustandes zeigen,
ist es in therapeutischer Hinsicht von grosser Wichtigkeit, dass
sie möglichst frühzeitig zur Wiederaufnahme einer regelmässigen
Beschäftigung veranlasst werden. Dies darf jedoch nur durch
wohlmeinende eindringliche Vorstellungen geschehen. Die Ausübung eines Zwanges durch Rentenverkürzung, wie er von manchen
Seiten vorgeschlagen wurde, ist häufig unwirksam und nach den
bei uns bestehenden gesetzlichen Bestimmungen auch unzulässig.

Wo die Berufsarbeit mangelt, müssen wir für entsprechende
anderweitige geistige und körperliche Beschäftigung des Kranken
Sorge tragen. Auch in jenen Fällen, in welchen eine Unterbrechung
der Berufstätigkeit nicht stattfindet, diese jedoch mit keiner oder
nur geringer körperlicher Anstrengung verknüpft ist, haben wir
darauf hinzuwirken, dass täglich eine gewisse Zeit körperlichen
Übungen regelmässig gewidmet wird. Das Mass und die Art der
Beschäftigung, die wir im Einzelfalle zulassen und selbst verlangen,
richten sich nach den vorwaltenden Symptomen, dem allgemeinen
Kräftestatus des Kranken, seiner Berufsstellung und seinen Neigungen.
Wir werden an späterer Stelle auf die verschiedenen bei nervösen
Schwächezuständen verwertbaren Leibesübungen eingehen. Hier

wollen wir nur darauf hinweisen, dass bei Myelasthenie mit ausgeprägter motorischer Schwäche körperliche Anstrengungen möglichst zu meiden, bei vorwaltender Gehirnerschöpfung dagegen solche innerhalb gewisser Grenzen als entschieden nützlich zu erachten sind; ganz besonders gilt dies für die hypochondrischen Cerebrastheniker. Ob man hierbei die gewünschte Muskeltätigkeit durch Spazierengehen, Bergsteigen, gewisse gymnastische Spiele, Velozipedfahren, Reiten, Schwimmen, Rudern oder Gartenarbeit, Holzspalten, Turnen und dergleichen erzielt, immer bleibt die Hauptsache ein gewisses Masshalten; allzu intensive oder anhaltende körperliche Anstrengung erweist sich, wie ich es oft genug beobachtete, auch bei Gehirnerschöpften der Erholung entschieden hinderlich. Eine gewisse Abwechslung in der Muskelübung ist ferner meist von unverkennbarem Vorteile.

Ähnlich wie mit der körperlichen haben wir es mit der geistigen Beschäftigung zu halten. Intensivere geistige Anstrengungen dürfen wir in keinem jener Fälle, in welchen ein Aussetzen der Berufstätigkeit notwendig ist, zulassen; wo wir geistige Beschäftigung überhaupt gestatten können, soll dieselbe eine gewisse Abwechslung besitzen und auf Gebieten sich bewegen, die möglichst von der Berufsarbeit entfernt liegen. Gewisse Liebhabereien und Nebenbeschäftigungen (Sammlerpassionen und dergl.) können hier oft mit Vorteil kultiviert werden. Dagegen ist von geräuschvollen Zerstreuungen, wie Besuch von Bällen, Konzerten, langdauernden Opernaufführungen und übermässigem Musizieren entschieden abzuraten. Bei sehr hochgradiger cerebraler Erschöpfung, wie sie namentlich im Gefolge geistiger Überanstrengung und depressiver gemütlicher Erregungen auftritt, ist dagegen absolute geistige Ruhe erforderlich. Hier erweist sich nicht bloss das, was man im gewöhnlichen Leben als geistige Arbeit betrachtet, als unausführbar; auch diejenigen Formen geistiger Tätigkeit, die man gewöhnlich als mit keiner Anstrengung verbunden ansieht und deshalb als Erholungs- und Zerstreuungsmittel benützt, wie die Lektüre leichtverständlicher Werke, Unterhaltung in Freundeskreisen, Briefschreiben in gleichgültigen Angelegenheiten usw. können — und zwar schon nach sehr kurzer Andauer — zu sehr lästigen und

selbst beängstigenden Empfindungen im Kopfe, Herzklopfen, Übel-
keit und allgemeiner Erschöpfung führen.   Dass in derartigen
Fällen absolute geistige Ruhe nötig ist, bedarf keiner weiteren
Ausführung.   Auch die Körperbewegung muss sich hier auf kurz-
dauernde Spaziergänge beschränken, dagegen ist, soweit es die
Jahreszeit erlaubt, möglichst anhaltender Aufenthalt im Freien
dringend anzuempfehlen.

Die Erzielung der benötigten geistigen Ruhe ist nicht immer
bei einem Verbleibe des Patienten in seiner Behausung und bisherigen Umgebung möglich.   Sind wir zu dieser Erkenntnis gelangt,
so darf auch mit der Isolierung des Patienten von seiner bisherigen
Umgebung nicht gezögert werden.   Diese Massregel kann auch
durch andere Umstände notwendig gemacht werden.   Häufig sehen
wir, dass die Kranken durch zwei Extreme in dem Verhalten ihrer
Umgebung geschädigt werden: ein Übermass von zärtlicher Besorgt-
heit und Hingebung einerseits, von Rücksichtslosigkeit und Ver-
ständnismangel für ihr Leiden andererseits.   Bald ist es der Gatte,
bald eine liebende Mutter oder Schwester, oder ein ganzer Kreis
von Angehörigen, die den Klagen der Leidenden gegenüber ständig
aufhorchend mit jedem erdenklichen Mittel jeder einzelnen Be-
schwerde und jedem, auch dem unvernünftigsten und bizarrsten
Wunsche gerecht zu werden trachten.   Das Übermass von Mitleid,
das der Kranken entgegengebracht wird, erweist sich jedoch oft
als ein Hemmschuh für jede erspriessliche ärztliche Tätigkeit, wenn
diese zufällig nicht ganz mit den Neigungen und Wünschen der
Kranken übereinstimmt; und die Beachtung, die den einzelnen
Symptomen von seiten der Umgebung geschenkt wird, erhöht die
Bedeutung derselben für die Kranke und führt so zur anhalten-
deren Fixierung der Aufmerksamkeit auf dieselben und damit zu
deren Verschlimmerung.   Die rasche und widerspruchslose Erfüllung
jeden Wunsches gestattet ferner den Kranken, die Schwierigkeiten
und Opfer ganz ausser acht zu lassen, mit welchen die Befriedigung
ihrer Begehren für die Angehörigen oft verbunden ist; sie werden
bei etwas egoistischer Veranlagung allmählich zu rücksichtslosen
Quälerinnen ihrer Angehörigen, zu einem wahren Verhängnisse für
die Familie.   Befinden sich in dieser Glieder, die nervös veranlagt
sind, so ist es nahezu sicher, dass unter dem Einflusse der zu

pflegenden Kranken die Nervosität bei denselben alsbald zu einer ansehnlichen Höhe gedeiht. „Wo ein hysterisches Mädchen ist", sagt Mitchell mit Recht, „da werden wir bald zwei Patienten haben". Ebenso schlimm ist es, wenn die Umgebung, vor allem der Gatte oder die Eltern, dem entgegengesetzten Extrem huldigend, der Kranken lieb- und rücksichtslos begegnen und die Existenz einer wirklichen Erkrankung negieren. Dass letzteres oft genug der Fall ist, wird jeder beschäftigte Praktiker zugeben müssen. Die Negation der Krankheit geschieht zum Teil aus bösem Willen, weil es dem betreffenden Gatten z. B. lästig ist, die einer Kranken gegenüber nötige Rücksicht obwalten zu lassen, zum Teil aber auch aus Überzeugung, oder besser gesagt, infolge mangelnden Verständnisses. Wo es in derartigen Fällen dem Arzte nicht gelingt, bei den betreffenden Familiengliedern das nötige Verständnis für den Zustand der Kranken herbeizuführen und hiermit derselben auch eine entsprechende Behandlung zu sichern, da ist die Isolierung der Patientin von ihrer bisherigen Umgebung, wenn durchführbar, ebenso angezeigt, wie in den Fällen, in welchen die übereifrige Teilnahme und Pflege seitens der Verwandten nicht auf ein vernünftiges, den tatsächlichen Verhältnissen entsprechendes Niveau reduziert werden kann. In welcher Weise die Isolierung zu betätigen ist, hängt natürlich ganz und gar von der Sachlage im individuellen Falle ab. Handelt es sich lediglich darum, Leidende dieser Art den schädlichen Einwirkungen des häuslichen und beruflichen Lebens zu entziehen, so steht uns zur Erreichung dieses Zieles eine Reihe von Wegen offen. Ein Aufenthalt auf dem Lande, im Gebirge oder an der See, eine Badekur, anstaltliche Behandlung können hier in Betracht gezogen werden und erfüllen natürlich nicht bloss den hier in Rede stehenden Zweck der Lostrennung der Kranken von der gewöhnlichen Umgebung, sondern bieten noch eine Reihe von weiteren wichtigen Heilfaktoren dar. Nicht selten erweist sich schon die Übersiedlung der Kranken aus der schädigenden häuslichen Atmosphäre in die ruhigere Umgebung verständiger Verwandter und Freunde, deren Wesen und Verhältnisse ihr sympathisch sind, von Nutzen.

In manchen Fällen schwerer Neurasthenie und Hysterie genügt es nicht, die Kranken der schädigenden Einwirkung ihrer Un-

gebung zu entziehen. Um dem Nervensystem das für seine Repa-
ration wünschenswerte Mass von Ruhe zu beschaffen, müssen wir
auch für möglichste Ausschliessung aller Sinnesreize, aller Willens-
anstrengungen und anstrengender Denkprozesse Sorge tragen. Es
geschieht dies, indem wir die Kranken in einem Zimmer unter-
bringen, zu welchem ausser dem Arzte und der gewählten Pflege-
person niemand Zutritt hat, und hier für längere oder kürzere
Zeit zu Bette liegen lassen. Diese strenge Art der Isolierung ist
in der Wohnung der Kranken wohl nur in den seltensten Fällen
in zuverlässiger Weise durchzuführen; gewöhnlich erheischt dieselbe die Entfernung der Kranken aus ihrer Häuslichkeit. Dass
dieses Verfahren geeignet ist, einen mächtigen Einfluss auf das
Nervensystem der Leidenden auszuüben, liegt sehr nahe. Dieselben
werden von dem Orte und der Umgebung, in welchen ihr Leiden
gross geworden ist, in eine Atmosphäre der Ruhe und Ordnung
versetzt, wodurch viele schädliche gemütliche Erregungen und
Erinnerungen zum Wegfall kommen[1]. Durch das Bettliegen und
die Beschränkung des Verkehrs auf die für die Pflege und Behandlung nötigen Personen wird ferner die Inanspruchnahme des
Nervensystems sowohl durch geistige Tätigkeit wie für motorische
Leistungen auf das mögliche Minimum beschränkt. Indes müssen
wir auch sehr wohl berücksichtigen, dass die Erfolge der Isolierung
sowohl als der Bettruhe durch gewisse Umstände vereitelt werden
können, deren Beseitigung nicht in der Macht des Arztes liegt.
Hängt z. B. eine Frau mit mächtiger, alle anderen Gefühle in den
Hintergrund drängender Liebe an ihren Kindern, so wirkt die
Isolierung von denselben keineswegs günstig auf ihr Befinden, auch
wenn in dem Zusammenleben mit den Kindern eine Quelle der
Nervenzerrüttung gegeben ist. Die Isolierung ist hier das grössere
von zwei Übeln, zwischen welchen wir zu wählen haben. Die
Bettruhe andererseits ist bei Frauen mit grosser Willensschwäche
ein zweischneidiges Mittel. Ich habe mehrfach Fälle gesehen, in
welchen hysterische Frauen, nachdem sie einmal zum Bettliegen
durch irgend einen Umstand veranlasst worden waren, für Jahre
das Bett nicht mehr verliessen, obwohl weder eine Lähmung, noch

---

[1] Dieser Umstand kommt namentlich bei manchen hysterischen Zuständen (so z. B. bei der hysterischen Anorexie) sehr in Betracht.

auch nur eine motorische Schwäche bestand, welche dieses Verhalten nötig gemacht hätte. Ich kann daher Mitchell nur unbedingt beipflichten, wenn er sagt: „Der Arzt, der sich ent-
schliesst, ein nervöses Frauenzimmer in das Bett zu
schicken, muss vollkommen sicher sein, dass sie ihm
auch gehorchen wird, wenn die Zeit kommt, sie aufstehen zu lassen". Die völlige Isolierung der Kranken von
Angehörigen, deren Einfluss der ärztlichen Autorität entgegenwirken
könnte, bietet nun allerdings eine gewisse Gewähr für die Erzielung
des nötigen Gehorsams, wenn ein Aufgeben der Bettruhe für
wünschenswert erachtet wird. Dennoch empfiehlt es sich sehr, in
Fällen, welche irgend einen Zweifel in dieser Beziehung gestatten,
die Bettruhe am Tage zunächst auf eine gewisse Anzahl von
Stunden zu beschränken und den Kranken noch ein gewisses Mass
von Bewegung zu gestatten, welches jederzeit, je nach Gestalt der
Dinge, reduziert oder vermehrt werden kann. Die Isolierung sowie die Bettruhe erlauben natürlich noch die gleichzeitige Anwendung verschiedener anderer therapeutischer Agentien. Von
solchen wird, wie wir des Näheren später sehen werden, namentlich
bei dem Mitchell-Playfair'schen Verfahren in ausgedehntem
Masse Gebrauch gemacht.

Ein Umstand, welcher gleichfalls sorgfältige Berücksichtigung
bei Nervenleidenden erheischt, ist der geschlechtliche Verkehr. Die
grosse Rolle, welche Vorgänge im Bereiche des sexuellen Lebens
als Ursachen nervöser Störungen spielen, zeigt zur Genüge, welche
Wichtigkeit einer Regulierung dieser Verhältnisse zukommt. Wir
müssen hier zunächst in Betracht ziehen, dass jede Art unnatür-
licher Befriedigung des Geschlechtstriebes Gefahren für das Nervensystem in sich birgt, dass ferner sexuelle Exzesse ebensowohl als
Abstinenz[1]) schädliche Wirkungen nach sich ziehen können. Was

---

[1]) Die Abstinenz wirkt jedoch, wie hier ausdrücklich hervorgehoben
werden muss, nur unter ganz besonderen Umständen schädigend auf das
Nervensystem. Siehe hierüber näheres in meiner Arbeit: Sexualleben und
Nervenleiden, III. Aufl. S. 42 u. f. Der sexuell normal veranlagte Mann, der
seine Widerstandsfähigkeit gegen sinnlich erregende Eindrücke nicht durch
sexuellen Missbrauch herabgedrückt hat, kann, wie ich a. a. O. betonte, bei
arbeitsamer, hygienisch geregelter Lebensweise die Abstinenz dauernd ohne
nennenswerte Molesten ertragen.

jedoch als Exzess zu betrachten ist, ist rein individuell; die
sexuelle Leistungsfähigkeit der einzelnen Personen schwankt ganz
ausserordentlich. Man kann als einen ziemlich zuverlässigen An-
haltspunkt für das zu Erlaubende zunächst das Befinden nach der
Kohabitation verwerten. Wo letztere ungünstig auf das Befinden
wirkt, ist die Ausübung derselben, wenn nicht ganz zu untersagen,
so doch jedenfalls sehr einzuschränken. Um die gebotene relative
oder absolute Abstinenz aber auch für den Patienten ohne besondere Schwierigkeiten und Nachteile durchführbar zu machen, müssen
alle Gelegenheiten zu sexueller Reizung gemieden werden. Ehe-
leute müssen daher wenigstens in gesonderten Räumen schlafen.
Im übrigen ist der geschlechtliche Verkehr namentlich bei entkräfteten, körperlich heruntergekommenen und älteren Individuen
zu beschränken. Man beobachtet bei letzteren zuweilen sogar gesteigerte geschlechtliche Bedürfnisse, deren unbehinderte Befriedigung höchst ungünstig auf das Nervensystem wirkt.

Die Frage, ob mit Nervenschwäche behafteten Personen die
Eheschliessung anzuraten ist, lässt keine allgemeine Beantwortung
zu. Von manchen Seiten wird allerdings noch heutzutage die Ehe
als Heilmittel gegen Hysterie und gewisse neurasthenische Zustände
betrachtet. Diese Anschauung ist jedoch nur in sehr beschränktem
Masse berechtigt. Der geregelte geschlechtliche Verkehr, wie ihn
die Ehe ermöglicht, äussert allerdings in zahlreichen Fällen auf
neurasthenische und hysterische Zustände einen günstigen Einfluss.
Allein es wäre sicher zu weit gehend, wollten wir die gute Wirkung des ehelichen Lebens bei derartigen Zuständen lediglich auf
den geschlechtlichen Verkehr beziehen. Dieser ist nur ein Faktor
neben anderen, die nicht minder von Belang sind. Als solche
kommen in Betracht: die Annehmlichkeiten einer geordneten Häuslichkeit, die Ablenkung der Aufmerksamkeit von dem eigenen Zustande zum Teil durch die häuslichen Pflichten und Sorgen, zum
Teil durch den geselligen Verkehr der Gatten untereinander, die
Befriedigung, die besonders bei Frauen aus dem Bewusstsein ent-
springt, eine Stütze für das Leben gefunden zu haben. Indes
handelt es sich hier um Faktoren, die nicht in jeder Ehe gegeben
sind; wo dieselben nach aller Voraussicht fehlen werden, wo die
Ehe eine Quelle sich mehrender Sorgen infolge ungenügender mate-

rieller Basis oder von Verdriesslichkeiten und Aufregungen wegen nicht genügender Übereinstimmung der Charaktere der Beteiligten bildet, da ist entschieden abzuraten, da der geregelte geschlechtliche Verkehr diese Nachteile nicht auszugleichen vermag. Allein auch bei zweifellos günstigen Aussenverhältnissen und genügender Übereinstimmung der Charaktere der beiden in Betracht kommenden Personen müssen wir uns wenigstens temporär gegen eine Verheiratung aussprechen, wenn schwerere hysterische oder neurasthenische Leiden vorliegen. Zu einer direkten Empfehlung der Verehelichung hat andererseits der Arzt selten ausreichende Veranlassung. Am ehesten scheint mir eine solche gerechtfertigt bei jenen hypochondrischen Neurasthenikern, deren Gemütszustand offenbar hauptsächlich durch geistige Isolierung bedingt und unterhalten wird; bei diesen erweist sich die Ehe mit einer verständigen, nicht allzu sinnlich angelegten Person gewöhnlich entschieden vorteilhaft.

III. Arzneiliche Behandlung und Brunnenkuren.

Eine Aufzählung aller Medikamente, welche im Laufe der Zeit gegen Neurasthenie und Hysterie versucht und angepriesen wurden, kann hier nicht gegeben werden. Sie wäre auch von keinem Vorteile, da ein grosser Teil dieser Mittel bereits als wirkungslos erkannt ist. Die medikamentöse Behandlung der Neurasthenie und Hysterie spielt bei uns in Deutschland wenigstens überhaupt keine hervorragende Rolle mehr. Man darf in diesem Umstande jedoch durchaus keine Benachteiligung der Leidenden erblicken. Unser pharmazeutischer Heilschatz hat nämlich kein Mittel aufzuweisen, durch welches wir dem erschöpften Nervensytem dauernd aufzuhelfen vermöchten; was wir auf arzneilichem Wege erreichen können, sind im wesentlichen nur palliative Wirkungen, und diese sind zumeist beschränkter Natur und nicht selten durch Nachteile in anderen Beziehungen erkauft. Eine gänzliche Vernachlässigung des Gebrauches innerlicher Mittel, wie sie von manchen Seiten gepredigt wird, scheint mir jedoch deshalb noch nicht gerechtfertigt. Zu den wenigen, arzneilichen Stoffen, denen bei allem Skeptizismus dennoch ein gewisses Vertrauen geschenkt werden muss, und deren wir bei der Behandlung der nervösen Schwächezustände in der

Tat auch nicht ganz entraten können, zählen mit in erster Linie
die Brompräparate. Dieselben werden namentlich bei neurasthenischen Zuständen ungemein häufig verwendet. Indes existieren
über den Wert und die Wirkungsweise dieser Mittel bei Neurasthenie noch mancherlei irrtümliche Vorstellungen, die nicht selten
zu Fehlgriffen in deren Anwendung und damit zu Enttäuschungen
führen. Beim Gebrauche der Brompräparate ist vor allem zu berücksichtigen, dass dieselben nicht imstande sind, den neurasthenischen Zustand als solchen zu beseitigen; sie können nur einzelne
Äusserungen desselben zum Schwinden bringen, da sie die Eigenschaft besitzen, die Erregbarkeit der Nervenzentren herabzusetzen.
Sie sind daher zweifellos eher schädlich als nützlich in den Fällen,
in welchen die Symptome der Schwäche und Erschöpfung vorherrschen oder allein vorhanden sind. Indiziert sind dieselben nur,
wo ausgesprochene Erregungszustände in dem einen oder anderen
Gebiete des Nervensystems vorhanden sind, also bei psychischer
Unruhe, Angstzuständen, Schlaflosigkeit, Neigung zu Herzklopfen,
geschlechtlicher Aufregung, ferner in gewissen Fällen von Kopfschmerz und Kopfdruck (inbesondere bei Kombination mit Kon-
gestionszuständen). Um durch Brompräparate deutliche Wirkung
zu erzielen, sind oft grössere Gaben erforderlich als zumeist verordnet werden: Einzeldosen von $1^{1}/_{2}$—2 g, pro die 3—5 g.
Messerspitz- oder teelöffelweise Verordnung dieser Mittel halte
ich für durchaus verwerflich, da im ersteren Falle in der Regel
zu wenig, im letzteren Falle eher zu viel von den Salzen genommen wird.

Häufig erweist sich die Verwendung einer Kombination mehrerer Brompräparate, insbesondere von Bromnatrium, Bromkalium,
Bromammonium nützlicher als die eines vereinzelten Brommittels.

Die Darreichung dieser Kombination findet am besten in
Form des Sandow'schen brausenden Bromsalzes oder von Brom-
wasser nach Erlenmeyers Vorschlag (Auflösung in kohlensaurem
Wasser) statt.

Von den Brompräparaten, welche in neuerer Zeit in den
Handel gebracht wurden, Bromokoll, Bromipin und Bromhämol
verdient das letztere, eine Verbindung von Brom mit reduziertem
Hämoglobin, welche von Kobert in die Praxis eingeführt wurde,

am meisten Beachtung. Das Mittel enthält zwar nur 2,7 %|o Brom, entfaltet aber zugleich die Wirkung eines Hämoglobinpräparates und empfiehlt sich daher insbesonders bei Zuständen von Anämie, dürftiger Allgemeinernährung und Appetitmangel (Dosis 2—3 g pro die).

Bromokoll, eine Bromtanninleimverbindung, welche 20 %|o Brom enthält, bietet für die uns hier beschäftigenden Leiden keine besonderen Vorteile. Bromipin, ein Bromadditionsprodukt des Sesamöles, in Konzentrationen von 10 %|o und 33 1/3 %|o hergestellt, kann bei Reizzuständen der Blase und des Sexualapparates per anum mit Vorteil Anwendung finden.

Bromkampfer ist bei nervösem Herzklopfen und sexueller Hyperästhesie zu verwenden; Dosis 0,1—0,2 3 mal täglich.

Ein weiteres bei Neurasthenie und hysterischen Zuständen vielfach gebrauchtes Mittel ist das Chinin. Es wird zumeist in tonisierender Absicht gereicht; nennenswerte Erfolge in dieser Richtung werden hiermit nach meinen Beobachtungen kaum erzielt.

Strychnin findet gegenwärtig vorwaltend in Verbindung mit anderen Mitteln (Fellow's Syrup etc.) Anwendung. Wir werden auf diese Kompositionen an späterer Stelle eingehen. Von Atropin habe ich bei Spermatorrhöe und übermässigen Pollutionen öfters Erfolg gesehen. Doch ist mit dem Gebrauche dieses Medikamentes sofort auszusetzen, sobald die ersten Intoxikationserscheinungen (Kratzen im Schlunde) auftreten. Arsen wird von verschiedenen Seiten gerühmt. Ich muss gestehen, dass ich von dem isolierten Gebrauche des Mittels bei Neurasthenie und Hysterie nie einen evidenten Nutzen gewahrte.

An Stelle der Arseniksäure werden in neuerer Zeit, namentlich von französischen Ärzten die minder giftige Kakodylsäure (Dimethylarsensäure) und deren Verbindungen, die Kakodylate, empfohlen. Das Natrium kakodylicum wird bei Erwachsenen zu 0,025—0,1, Ferrum kakodylicum in ähnlicher Dosis pro die gegeben (Darreichung in Zuckerwasser zu den Mahlzeiten[1]). Die Kakodylsäure wird auch subkutan angewendet. Das von A. Gautier als Ersatz für das kakodylsaure Natron vorgeschlagene Di-

---

[1] 0,05 des kakodylsauren Natrons entspricht 0,03 arseniger Säure oder 3,07 Solutio Fowleri.

natriummethylarsenat (von der Clin'schen Fabrik unter dem Namen
Metharsenat hergestellt) soll die therapeutische Wirksamkeit des
kakodylsauren Natrons besitzen, ohne den dem letzteren an-
haftenden Nachteil, dass beim Gebrauche des Mittels Atmungs-
luft und Sekretionen einen knoblauchartigen Geruch annehmen.

Eine ganz hervorragende Rolle in der Therapie der Nervenschwäche spielt derzeit das E i s e n. Dass Blutarmut das Haupt-
leiden unserer Zeit und die Quelle aller Nervenzerrüttung sei,
wird in allen Spalten unserer Tagespresse in nachdrücklichster
Weise verkündet und bald dieses, bald jenes Eisenpräparat als
Panacee gegen diese Volksgeissel angepriesen. So kann es uns
nicht wundern, dass zahlreiche Nervenleidende ohne ärztliche Verordnung mit dem einen oder anderen Eisenmittel ihrem Blute und
damit auch ihren Nerven aufzuhelfen versuchen. Allein auch in
den medizinischen Kreisen hat man sich keineswegs der Mode-
anschauung von der herrschenden Blutarmut gegenüber die nötige
Unbefangenheit gewahrt. Es gilt für viele Ärzte als eine Art
Axiom, dass überall, wo sie für vorhandene Nervenschwäche eine
anderweitige greifbare Ursache nicht zu ermitteln vermögen, Blutarmut vorhanden sein und ein Eisenpräparat gegeben werden müsse,
selbst wenn die Allgemeinernährung tadellos und das Aussehen
blühend ist. Ist das Aussehen jedoch schlecht, so besteht über
die Notwendigkeit eines Eisengebrauches eo ipso schon kein Zweifel.
Infolgedessen entgehen von den Nervösen, die eine Mehrzahl von
Ärzten konsultieren, wohl nur wenige der Verordnung von irgend
welchen Eisenpräparaten. Zahlreiche Beobachtungen, insbesondere
an Leidenden weiblichen Geschlechts, haben mich jedoch zur Genüge darüber belehrt, dass durch diese kritiklose Verwendung des
Eisens nicht selten das Gegenteil von dem gewünschten Erfolge
erzielt wird. Statt zu der erwarteten Kräftigung des Nervensystems
führt der Eisengebrauch zu Störungen des Magens, Appetitverlust
und damit zu einer Verschlimmerung der nervösen Beschwerden.
Vor derartigen Missgriffen kann nur eine sorgfältige Prüfung der
Verhältnisse im einzelnen Falle schützen. Die Verordnung von
Eisenmitteln lässt sich nur da rechtfertigen, wo die Blutarmut
und die daraus resultierende Herabsetzung der Allgemeinernährung
zweifellos das Primäre, die nervösen Störungen deren Folgezustand

bilden, also insbesondere in Fällen, wo direkte Blut- oder länger dauernde Säfteverluste infolge irgend welcher Krankheiten vorhanden waren oder durch schwere Allgemeinerkrankungen die Ernährung herabgesetzt wurde. Dagegen ist die Anwendung des Eisens nutzlos, wenn nicht schädlich und daher kontraindiziert in allen den Fällen, in welchen die nervösen Störungen das Primäre bildeten und die Anämie, wie das keineswegs selten der Fall ist, sich erst in deren Gefolge einstellte, so namentlich bei langwieriger nervöser Dyspepsie, ferner bei anhaltender Schlaflosigkeit. In derartigen Fällen können dagegen die Hämoglobinpräparate mit Vorteil Verwendung finden.

In Verbindung mit Eisen wird in neuerer Zeit vielfach Mangan gebraucht, dem in bezug auf Beeinflussung der Blutbeschaffenheit ähnliche Wirkungen wie dem Eisen zugeschrieben werden. Dass die fragliche Kombination besondere Vorteile bietet, geht jedoch aus den bisherigen Erfahrungen noch nicht mit Sicherheit hervor.

Eine Verbindung von Mitteln, unter welchen Eisen und Mangan eine wichtige Rolle spielen, bietet der Fellow's Syrup hypophosphites, der seit mehreren Jahren auch von Dr. Egger in Budapest hergestellt wird. Der Syrup, dessen Anwendung sich bei mit Anämie zusammenhängenden neurasthenischen Zuständen und sexueller Schwäche ohne Reizerscheinungen empfiehlt, enthält in 5 g: 0,05 Chinin, 0,001 Strychnin, 0,07 Eisen, 0,06 Mangan, 0,06 Calcium, 0,06 Kali, gebunden an unterphosphorige Sänre. Man gibt 3—6 Teelöffel täglich.

Ein mächtiger Konkurrent ist dem Fellow'schen Syrup in dem „Syrupus Colae compositus Hell" seit mehreren Jahren erwachsen, der für manche Fälle, insbesonders bei beträchtlicher Herabsetzung der psychischen und motorischen Leistungsfähigkeit, dadurch besondere Vorteile bietet, dass er neben den Hauptbestandteilen des Fellow'schen Syrups Kolaextrakte in nicht geringer Menge enthält. Nach den Angaben des Erfinders der Komposition, Dr. J. Flesch, enthält ein Kaffeelöffel ca. 0,0015 Strychnin, 0,05 Chin. ferrocitric., 0,5 Kolaextrakt und 0,5 Glycerophosphat. Die durchschnittliche Dosis von beiden Syrupen ist täglich 3 mal ein Teelöffel voll in Wasser zu den Mahlzeiten zu

nehmen; grössere Dosen (5—6 Kaffeelöffel) sind selten indiziert.
Bei Patienten, bei welchen Digestionsstörungen oder sexuelle Reizzustände bestehen, ist von Anwendung beider Syruparten abzusehen. Bei nervösen Schwächezuständen, bei denen eine vorübergehende Anregung erwünscht ist, können auch die Kolapräparate
allein Verwendung finden. Eine sehr angenehme Form der Darreichung bietet das Kola Astier, ein bräunliches, süss schmecken-
des Pulver, von dem ein Kaffeelöffel voll täglich mehrere Male
genommen werden kann.

Von den zahlreichen älteren sogenannten Nervenmitteln hat
sich der B a l d r i a n noch am meisten Vertrauen bewahrt. Ich
habe von demselben nicht selten bei psychischen Aufregungszuständen, Neigung zum Weinen, motivloser Angst, mangelhaftem
Schlafe etc., günstige Wirkungen gesehen; für längeren Gebrauch
scheint mir die Valeriana jedoch nicht geeignet.

Von den verschiedenen in neuerer Zeit in den Handel gebrachten Baldrianpräparaten seien hier nur das Bornyval, Valyl
und Validol erwähnt. Das Bornyval, welches die Firma J. D.
R i e d e l , Berlin, in Gelatineperlen liefert, enthält die wirksamen
Bestandteile des Baldrianöles, Borneol und Baldriansäure. Nach
den bisherigen Erfahrungen scheint das Präparat am besten bei
den nervösen Funktionsstörungen des Herzens und den damit zusammenhängenden Angstzuständen sich zu bewähren. Dosis: 1—3
Perlen täglich.

Ähnliche Wirkungen wie dem Bornyval werden dem Valyl
(Valeriansäurediäthylamid) und dem Validol (Verbindung von
Menthol und Baldriansäure) zugeschrieben. Sämtliche 3 Präparate
bedürfen jedoch noch weiterer Prüfung.

Als Sedativa haben von der früher so viel gebrauchten Trias
Antipyrin, Phenazetin und Antifebrin die beiden ersteren ihren
Platz in der Therapie behauptet, während das Antifebrin wegen
seiner nicht selten zu beobachtenden ungünstigen Nebenwirkungen
(Cyanose und Schwächezustände etc.) so ziemlich ausser Gebrauch
gekommen ist. An dessen Stelle ist in den letzten Jahren das
Citrophen, eine Verbindung von Zitronensäure und Paraphenetidin
getreten, das von angenehmerem Geschmacke als Antipyrin und
Phenazetin ist und in gleicher Dosis wie diese gebraucht wird.

In bezug auf anodyne Wirkung bei den verschiedenen nervösen Kopfbeschwerden leisten die drei Mittel in der grossen Mehrzahl der Fälle annähernd das gleiche. Das Phenazetin nähert sich von den drei Mitteln am meisten den Brompräparaten, soferne es auch bei Erregungszuständen auf psychischem oder motorischem Gebiete (geistiger Unruhe, Angstzuständen, Neigung zu Tremor etc.) gute Dienste leistet. Es lässt sich allein oder auch in Verbindung mit Brompräparaten längere Zeit ohne Nachteil gebrauchen. Das Antipyrin ist auch bei nervösen Störungen des Respirationsapparates und der Blase (nervösem Husten, Asthma, reizbarer Blase) mit Vorteil zu verwenden. Gelegentlich mag, wo es sich um die Bekämpfung von Schmerzen handelt, von der Menge der neueren antineuralgischen Nervina noch das eine oder andere (Triphenin, Analgen, Pyramidon, Neurodin etc.) Anwendung finden. Besondere Vorteile bieten dieselben bei den uns hier beschäftigenden Leiden im allgemeinen nicht.

Ein Mittel, welches nach meiner Ansicht Beachtung verdient, wenn auch dessen Zusammensetzung vorerst nicht genauer bekannt ist, ist die Neurilla; es ist dies eine von Amerika aus in den Handel gebrachte syrupartige Flüssigkeit, welche die wirksamen Bestandteile von Scutellaria lateriflora enthalten soll. Das Mittel ist nach meinen Beobachtungen bei psychischen Erregungszuständen und damit zusammenhängendem Schlafmangel mit Vorteil zu gebrauchen. Es wird teelöffelweise im Bedarfsfalle stündlich genommen.

Dass wir bei den uns beschäftigenden Krankheitszuständen, die ja ungemein häufig mit Schmerzen und Krämpfen, Schlaflosigkeit und anderen lästigen Reizerscheinungen einhergehen, auch der Narkotika und der eigentlichen Hypnotika nicht entbehren können, ist naheliegend. Nach den Erfahrungen der Neuzeit bedarf es hier kaum einer besonderen Betonung, dass der Gebrauch dieser Palliativmittel auf den Notfall zu beschränken ist, und dass man durch die augenblickliche Erleichterung, welche dieselben gewähren, sich weder zu einer allzuhäufigen Anwendung derselben, noch zu einer Vernachlässigung der wirklich kurativen Mittel verleiten lassen darf.

Opium ist speziell bei schweren, inhaltlosen oder mit Zwangsvorstellungen zusammenhängenden Angstzuständen indiziert. Ich
lasse gewöhnlich Pillen gebrauchen, welche 0,02—0,03 Extract opii
mit einem Zusatze von Rhabarberextrakt zur Ausgleichung der
obstipierenden Wirkung des Opiums enthalten. Dosis anfänglich
3 Stück täglich, je nach Bedarf bis 6 Stück täglich. Ungünstige
Nebenwirkungen werden bei dieser Dosierung, abgesehen von dem
obstipierenden Einflusse des Opiums, der sich auch durch den
Rhabarberzusatz nicht immer ganz beseitigen lässt, nicht beobachtet. Auch macht die Abgewöhnung selbst nach mehrmonat-
lichem Gebrauche der Pillen keine Schwierigkeiten.

Als Ersatzmittel des Morphiums haben sich neben dem Codein
in neuerer Zeit Peronin und Dionin bewährt; die Dosierung sämt-
licher 3 Mittel ist annähernd die gleiche, 0,01—0,03 mehrere Male
täglich.

Ein Mittel, das mit grosser Vorsicht gehandhabt werden
muss, ist das Hyoscin (Hyoscin mur., hydrojod., hydrobrom.). Dasselbe leistet bei Krampfzuständen und zwar schon in sehr kleinen
Gaben (0,1 bis 0,3 Milligr.) innerlich oder subkutan vorzügliche
Dienste; ich habe hiermit bei hysterischen Konvulsionen mehrfach
geradezu blitzartige Wirkung erzielt. Bei öfterem Gebrauche stellt
sich alsbald Gewöhnung und damit die Notwendigkeit grösserer
Dosen ein. Doch sah ich selbst bei täglicher Anwendung mehrere
Wochen hindurch (nicht über 0,5 mg) keine Kumulativerschei-
nungen eintreten.

Unter den eigentlichen Schlafmitteln haben Trional und Sulfonal wegen der Seltenheit ungünstiger Neben- und Nachwirkungen
jahrelang einen gewissen Vorrang behauptet; in neuerer Zeit ist
ihnen jedoch im Veronal ein mächtiger Konkurrent erwachsen.
Über dieses Mittel, ein von Fischer und Mering hergestelltes
Harnstoffderivat, liegen bereits von einer Reihe von Beobachtern,
insbesonders Irrenärzten, Berichte vor, welche durchwegs günstig,
zum Teil fast enthusiastisch lauten. Nach meinen eigenen Erfahrungen nähert sich das Veronal in seinen Wirkungen sehr dem
Trional und erheischt im Durchschnitt nur ungefähr die Hälfte
der Dosis des letzteren Mittels; bei Gaben von 0,5—0,6 sah ich
keinerlei ungünstige Wirkungen. Bei sehr hartnäckigem Schlaf-

mangel sind jedoch grössere Dosen, bis 1 g und darüber, mitunter erforderlich; der Einfluss auf den Nachtschlaf kann auch dann ungenügend bleiben und bei Tage ein Zustand von Schläfrigkeit mit Kopfeingenommenheit sich geltend machen, wie dies mitunter auch beim Gebrauche von Sulfonal und Trional beobachtet wird. Die Wirkung des Veronals erstreckt sich, wie die des Trionals nicht selten im gewissen Maasse auch auf die nächstfolgende Nacht.

Das Dormiol, eine Verbindung von Chloralhydrat und Amylen, dem die ungünstigen Wirkungen des Chlorals nur im geringen Maasse anhaften sollen, besitzt nach meinen Wahrnehmungen den erwähnten Schlafmitteln gegenüber keinen Vorteil. Dagegen kann das Paraldehyd wegen seiner raschen Wirkung und seiner relativen Harmlosigkeit noch wohl in Betracht kommen (Dosis: 4—8 Gramm).

Als Schlafmittel ist das Chloral heutzutage wenig mehr in Gebrauch. Es kann aber auch als blosses Sedativum bei Krampfzuständen gute Dienste leisten. Bei sehr reizbarem Magen lässt sich dasselbe in Klystierform mit dem gleichen Erfolge wie per os darreichen. Chloral bildet auch den Hauptbestandteil des unter der Bezeichnung Bromidia in den Handel gebrachten amerikanischen Präparates, welches sich mir bei nervöser Schlaflosigkeit als ein sehr zuverlässiges Mittel erwiesen hat und auch wie das unvermengte Chloral als Sedativum bei Krämpfen verwertbar ist [1]). Die Menge der übrigen Schlafmittel (Somnal, Amylenhydrat, Urethan, Hypnon, Chloralose, Hedonal etc.) bietet keine Vorteile, weshalb auf deren Verwertung füglich verzichtet werden kann.

Dass Trinkkuren in der Behandlung der nervösen Schwächezustände keine hervorragende Rolle spielen können, wird nach dem vorstehend Angeführten wohl niemand Wunder nehmen. Zwar werden alljährlich Hysterische und Neurasthenische in Unzahl in die verschiedenen Stahlbäder geschickt und ein erheblicher Teil derselben erfährt dort zweifellos mehr oder minder erhebliche Besserung; allein von diesen Erfolgen entfällt auf die Trinkkur

---

[1]) 1 Teelöffel Bromidia enthält je 1 g Chloral und Bromkali sowie 0,008 Extr. Cannab. Ind. und Hyoscyam. mit aromatischen Extrakten.

wohl der kleinste Anteil; Bäder, Landluft, Ruhe etc. tun auch
hier ihre Schuldigkeit. Was von badeärztlicher Seite über die
besonderen Vorzüge behauptet wird, welche minimalen Eisenmengen
in grosser Verdünnung, wie sie die Eisenquellen darstellen, für die
Resorption des Eisens darbieten sollen, ist für mich wenigstens
nicht überzeugend.

Nervenschwache mit höheren Graden der Korpulenz mögen
namentlich bei gleichzeitiger Neigung zu Obstipation von dem Gebrauche der Marienbader, Kissinger und Tarasper Quellen Nutzen
erfahren. Wo es wünschenswert ist, in kürzerer Zeit eine erhebliche Reduktion des Körpergewichtes bei Fettleibigen ohne Schwä-
chung des Organismus herbeiführen, werden die Mineralwasserkuren
an den genannten Orten in Verbindung mit entsprechender Diät
und Körperbewegung als milde Entfettungsmethoden immer ihre
Stellung behaupten. Den arsenhaltigen Eisenquellen von Levico
und Roncegno in Südtyrol wird von manchen Seiten die Bedeutung spezifisch nervenstärkender Wässer zugeschrieben. Was
ich von den Wirkungen des häuslichen Gebrauches beider Quellen
sah, ist nicht sehr geeignet, diese Annahme zu unterstützen. Bei
jugendlichen anämischen Nervenschwachen scheinen dieselben noch
am ehesten mit Vorteil Anwendung zu finden. Beide Wässer
werden innerlich nur esslöffelweise (1—4 Esslöffel per Tag) genommen, an den Badeorten selbst aber auch zu Bädern benützt.

Von der subkutanen Anwendung von Nervensubstanz bei Neurasthenie, auf welche man noch vor 10 Jahren grosse Hoffnung
gesetzt hat, ist man seit längerer Zeit bereits, wie es scheint,
ziemlich allgemein abgekommen. Das gleiche gilt für die von
Brown-Séquard zuerst empfohlenen Injektionen mit Hodenextrakt. Pöhl (St. Petersburg) glaubt als den wirksamen Stoff
des Hodenextraktes das Spermin betrachten zu müssen, welches
übrigens nicht lediglich in den Hoden, sondern auch — allerdings
in geringerer Menge — in anderen Organen (Thymusdrüse, Pro-
stata, Ovarien etc.) sich findet und wahrscheinlich im ganzen Körper
verbreitet ist. Nach Pöhl besitzt das Spermin die Eigenschaft,
„die durch verschiedene Momente herabgesetzte Oxydationsfähig-
keit des Blutes wieder herzustellen und die sogenannte „intraorgane
Oxydation" zu fördern", und ist, da es einen Bestandteil des nor-

malen Organismus bildet, als physiologisches Tonikum zu betrachten."
Den Ausführungen Pöhl's zufolge empfiehlt sich Spermin insbesondere bei neurasthenischen Zuständen, welche mit Stoffwechselanomalien zusammenhängen; doch gehen über den therapeutischen Wert dieses Mittels auch derzeit noch die Ansichten weit auseinander. Vielfach wird demselben lediglich eine Suggestivwirkung zugeschrieben, für welche der hohe Preis der Lösungen jedenfalls sehr günstig ist. Ich selbst habe in einzelnen Fällen den Eindruck gewonnen, dass neben der suggestiven eine physiologische Wirkung nicht ganz auszuschliessen ist.

Von französischen Ärzten wurden bei neurasthenischen Zuständen subkutane Injektionen von Salzlösungen in Gebrauch gezogen, welchen man ähnliche tonisierende und exzitierende Wirkungen zuschrieb, wie dem Brown-Séquard'schen Hodenextrakt. Begründer dieser Therapie ist Crocq, welcher, von der Ansicht ausgehend, dass die Wirkungen der Brown-Séquard'schen Hodenflüssigkeit durch die in derselben enthaltenen Phosphate bedingt sei, Injektionen von Natriumphosphat bei Neurasthenie, Tabes etc. versuchte und hiermit Besserungen erzielt haben will. Chéron gibt für die von ihm verwendete und als artifizielles Serum bezeichnete Flüssigkeit folgende Formel an:

Natr. sulphur. (chemisch rein)	10 g
Natr. phosphor. pur	5 g
Natr. chlorat. pur	2 g
Acid. carbol. cryst.	1 g
Aq. dest. (gekocht)	100 g

Die von Huchard bei Neurasthenie gebrauchte Injektionsflüssigkeit hat folgende Zusammensetzung:

Sterilisiertes Wasser	100,0 g
Natron phosphor. pur	10,0 g
Natr. chlorat. pur	5,0 g
Natr. sulphur. pur	2,5 g
Acid. carbol. cryst.	0,5 g

Man injiziert von der Flüssigkeit täglich oder jeden zweiten Tag 5—10 g.

Die Chéron'sche Flüssigkeit wird noch gegenwärtig in Frankreich subkutan viel gebraucht. Janet rühmt deren günstige Wir-

kungen und schreibt derselben Erhöhung des Blutdruckes und vitale
Anregung des ganzen Organismus zu.

Ein Mittel, dessen wir hier noch gedenken müssen, wenn dessen
Indikationen auch recht beschränkt sind, ist das Johimbin Spiegel.
Dasselbe empfiehlt sich bei neurasthenischer Impotenz, resp. Po-
tenzherabsetzung. Durch Tierversuche ist nachgewiesen worden,
dass das Mittel die Zirkulationsvorgänge in den Geschlechtsorganen
in entschiedener Weise beeinflusst, so dass keine Berechtigung besteht, das Johimbin zu den Suggestivmitteln zu zählen. Es liegen
auch bereits von einer erheblichen Anzahl von Ärzten günstige Berichte über die Wirksamkeit des Mittels bei den erwähnten Störungen vor. Die mittlere Dosis ist: Johimbinum muriaticum 5 mg
(gewöhnlich in Tablettenform) dreimal täglich. Das Johimbin ist
kein Radikalmittel gegen Potenzstörungen und bei seiner Anwendung von dem Gebrauche anderer nervenrestaurierender Mittel
nicht abzusehen.

IV. Luftkuren.

Es ist eine Ärzten wie Laien geläufige Erfahrung, dass Nervöse
durch Witterungsverhältnisse in besonderem Maasse beeinflusst
werden. Gehen schon an dem gesunden Menschen jähe und bedeutende Witterungsveränderungen nicht vorüber, ohne dessen
Befinden und Stimmung — wenn auch meist nur wenig merklich
— zu affizieren, so ist der Eindruck solcher Vorgänge auf den
Nervenleidenden um so bedeutender. Dieser kann durch einen
Witterungsumschwung aus einem Zustande relativen Wohlbehagens
in einen solchen höchsten Übelbefindens versetzt werden; Schwindel,
Kopfeingenommenheit, Schmerzen und Parästhesien, Schwäche in
den Gliedern, Schlaflosigkeit und mancherlei andere Störungen
können hierdurch bei demselben entstehen. Fragen wir uns, durch
welche Faktoren die Witterung ihren Einfluss auf unser Befinden
ausübt, so ergibt sich, dass die atmosphärische Luft der Träger
und Vermittler desselben ist. Die Schwankungen der Luft hinsichtlich ihrer Temperatur, ihres Feuchtigkeitsgrades, ihrer Dichte
(des barometrischen Druckes), der elektrischen und Lichtverhält-
nisse, ihrer Bewegung und ihres Ozongehaltes konstituieren im

wesentlichen das, was wir als Witterungsveränderungen bezeichnen.
Hieraus erklärt sich die mächtige Einwirkung, welche Luftver-
änderungen auf das Befinden von Nervenkranken oft äussern.
Durch die Witterungsverhältnisse eines Ortes ist dessen Klima
bedingt, und jeder Ort hat sein besonderes Klima; ja man kann
in grossen Städten zum Beispiel wohl auch von einem verschiedenen
Klima verschiedener Stadtteile sprechen. Indem wir den Nervenleidenden an einen von seinem gewöhnlichen Domizil entfernten
Ort senden, sind wir nicht nur in der Lage, denselben den schädlichen Einflüssen, welche in dem Klima seines Wohnortes gegeben
sind, zu entziehen, sondern auch ihn unter klimatische Verhältnisse
zu bringen, welche positiv günstig auf seinen Zustand einwirken.
Der wohltätige Einfluss einer Luftveränderung ist
jedoch durchaus nicht von einer bestimmten hygienischen Beschaffenheit der Luft oder bestimmten
Klimaverhältnissen abhängig. Der Landbewohner kann
ebensogut durch einen Aufenthalt in der Stadt eine Besserung
seines Zustandes erfahren wie der Städter durch einen Landaufenthalt oder durch Übersiedelung von einer Stadt in eine andere
oder grössere Reisen. Welche Faktoren hierbei wirksam sind, lässt
sich keineswegs immer bestimmen. Für den Städter kommt, wenn
es sich um eine Luftveränderung im Sommer handelt, zumeist nur
der Landaufenthalt in Betracht, da dieser neben den veränderten
klimatischen Verhältnissen noch eine Reihe in sanitärer Beziehung
wichtiger Vorteile darbietet, beziehungsweise wenigstens darbieten
kann: Geringere Verunreinigung der Luft durch Staub und Mikro-
organismen, reichlichere Gelegenheit zum Aufenthalt und zur Bewegung im Freien, grössere Ruhe der Umgebung, während natürlich die hiermit vielfach verbundene Beseitigung ungünstiger
Einflüsse des häuslichen oder geschäftlichen Lebens nicht von der
Luftveränderung an sich abhängen. Indes darf man keineswegs
glauben, dass mit der Übertragung des Domizils von der Stadt
auf das Land ein wesentlicher Vorteil für den Leidenden immer
erreicht ist. Soll der Landaufenthalt von erheblichem Nutzen sein,
so muss derselbe bestimmten Anforderungen entsprechen, die keineswegs überall auf dem Lande erfüllt sind. Der Leidende muss an
dem zum Aufenthalte gewählten Orte eine genügend geräumige,

luftige und auch sonst den hygienischen Anforderungen entsprechende
Wohnung, Gelegenheit zu Spaziergängen im Schatten (insbesondere
im Walde), gute Verpflegung und Badegelegenheit vorfinden.
Namentlich der Genuss der Waldluft ist ein Faktor von grosser
Bedeutung bei nervösen Schwächezuständen. Die grössere Kühle
der Luft im Waldinnern während der Sommerszeit (nach Eber-
meyer's Untersuchungen ein Minus bis zu 6^0 C gegen die Umgebung während der heissesten Zeit erreichend), die grössere relative
Feuchtigkeit, die Dämpfung des Sonnenlichtes, sowie der reichlichere Ozongehalt der Waldluft sind wohl hierbei die wesentlich
wirksamen Faktoren.

Ähnliche Wirkungen wie dem Landaufenthalte kommen —
wenigstens soweit die Luftveränderung hierbei im Spiele ist — dem
Reisen, insbesondere den Fusstouren zu. Der günstige Einfluss
der Luftveränderung wird jedoch beim Reisen nur zu oft durch
eine Reihe anderer Faktoren mehr als kompensiert. Der häufige
Wechsel des Aufenthaltes, wie ihn die Verkehrsgelegenheiten unserer
Zeit ermöglichen, sowie das allgemeine Bestreben, innerhalb kurzer
Zeit möglichst viel zu sehen, machen das Reisen derzeit für den
Gesunden zumeist zu einer Anstrengung. Dass Leute mit ernstlich
heruntergekommenen Nerven hierbei keine Erholung finden, sondern viel eher die bestehende Erschöpfung steigern, liegt sehr
nahe. Nur in den Fällen leichter (und mehr einseitiger) nervöser
Abspannung von kurzem Bestande, wobei immer noch ein ansehn-
licher Fond geistiger Leistungsfähigkeit vorhanden ist, lässt sich
daher von Reisen unter Benützung der modernen Verkehrsmittel
ein Nutzen oder wenigstens kein Nachteil erwarten. Bei den Fusstouren ist im allgemeinen weniger die Gefahr einer Überreizung
durch den Wechsel äusserer Eindrücke als vielmehr die einer
körperlichen Überanstrengung gegeben; es können daher solche
nur jenen Nervenschwachen empfohlen werden, die noch über ein
ansehnliches Maass körperlicher Leistungsfähigkeit und Ausdauer
verfügen.

Ein einfacher Landaufenthalt im Binnenlande an beliebigem
Orte kann, sofern derselbe den oben angeführten Bedingungen
entspricht, in vielen Fällen nervöser Schwäche zweifellos gute
Dienste leisten, allein nicht immer erweist sich ein solcher aus-

reichend, um eine Änderung in dem Krankheitszustande herbeizuführen, und bei gewissen klimatischen Verhältnissen des gewählten Ortes kann derselbe sogar entschieden ungünstig wirken.
So habe ich, um nur ein Beispiel anzuführen, es mehrfach erlebt,
dass Neurastheniker, welche im Sommer an Orte am Bodensee sich
begaben, welche für Gesunde zweifellos einen ganz zweckentsprechen-
den Landaufenthalt bilden, eine entschiedene Verschlechterung ihres
Befindens dortselbst erfuhren, dagegen am Tegernsee und Achensee
sich völligen Wohlbefindens erfreuten.

Für den einfachen Landaufenthalt eignen sich nach meinen
Beobachtungen in erster Linie noch nicht lange bestehende Schwäche-
zustände, insbesondere solche, welche im Gefolge erschöpfender
Krankheiten und Blutverluste sich entwickelten und von älteren
Leiden diejenigen, bei welchen erheblichere Störungen irgend welcher
Art mangeln. In den Fällen dagegen, in welchen wir es mit lange
bestehenden und beträchtlichen nervösen Beschwerden zu tun haben,
ist zumeist, soferne durch eine Luftveränderung eine Besserung
erzielt werden soll, die Verbringung des Patienten unter klimatische
Verhältnisse vorzuziehen, die von denen des Wohnortes erheblich
differieren. Hier kommen als besonders wirksam das Höhen- und
das Seeklima in Betracht.

Höhenklima.

Der Einfluss, welchen die Erhebung eines Ortes über die
Meeresoberfläche auf dessen klimatische Verhältnisse ausübt, wechselt
je nach der geographischen Lage und nimmt im allgemeinen mit
den höheren Breitegraden zu. Die Erhebung über die Meeresoberfläche, welche ein Bergklima bedingt, ist daher in Mitteleuropa
eine andere als in Südeuropa und in Südeuropa wieder eine andere
als in den Tropenländern. In Süddeutschland kann man Orten
unter einer Höhe von 6—700 Meter wohl kaum ein Bergklima
zuerkennen. Für dieses Gebiet, sowie das der schweizerischen und
österreichischen Alpen lassen sich die folgenden drei durch die
differenten Höhenlagen bedingten Abstufungen des Gebirgsklimas
unterscheiden:

Subalpines Klima bei einer Höhe von 600—1000 m
Alpines „ „ „ „ „ 1000—1400 „
Hochgebirgsklima „ „ „ „ 1400—2000 „ und darüber.

Daneben wird von manchen für Orte von 300—600 Meter Höhenlage ein Voralpenklima angenommen. Indes bieten die Plätze mit dieser Erhebung je nach ihrer Lage sehr verschiedene klimatische Verhältnisse dar (z. B. Bodensee, Starnberger See, Chiemsee etc.). Die Faktoren, welche das Höhenklima gegenüber dem Flachlandklima charakterisieren und die im Hochgebirgsklima am prägnantesten sich geltend machen, sind zunächst: Die je nach der Erhebung über dem Meeresspiegel grössere oder geringere Verdünnung der Luft (niederer barometrischer Druck), grössere Kühle und Trockenheit der Luft, beträchtlichere Insolation und Lichtstrahlung[1]), erheblichere Temperaturunterschiede, insbesonders zwischen Sonne und Schatten, sowie Tag und Nacht, stärkere Luftbewegung im Sommer, schnellere Bildung von Wolken und Niederschlägen (rascherer Witterungswechsel), vermehrter Ozongehalt, beträchtlichere positiv-elektrische Ladung der Atmosphäre und höherer Gehalt derselben an radioaktiver Substanz (Saake). Zu den klimatischen Faktoren kommt indes bei einem Gebirgsaufenthalte an geeigneten Orten noch eine Reihe von Umständen, deren Bedeutung für den Gesamterfolg des Aufenthalts zwar nicht genau zu taxieren, doch sicher keine untergeordnete ist: Die grössere Ruhe der Umgebung, eine landschaftliche Szenerie mit wechselnden, das Auge erfreuenden und das Gemüt erhebenden Eindrücken, Gelegenheit zu ausgedehnten Waldspaziergängen und Bergbesteigungen, Gelegenheit zu erfrischenden Bädern in Seen oder fliessendem Gewässer, zu Kahnfahrten und ähnlichem. Es ist hier wie an keinem anderen Orte eine Summe von Momenten vorhanden, die geeignet sind, den Geist zu beschäftigen, ohne ihn zu überanstrengen, und dem Körper alle Ab-

---

[1]) Die Intensitätssteigerung der Lichtstrahlen, welche mit der beträchtlicheren Wärmestrahlung der Sonne (Insolation) verknüpft ist, betrifft insbesonders die chemisch wirksamen blauen und violetten Strahlen. Neben diesen kommen indes auch die ultravioletten (chemischen) Sonnenstrahlen in Betracht, welche nach neueren Untersuchungen eine sehr erhebliche Wirkung auf den pflanzlichen und tierischen Organismus haben.

stufungen nützlicher Tätigkeit vom einfachen Spazier-
gang bis zu der alle Kräfte in Anspruch nehmenden
touristischen Leistung zu ermöglichen.

Als physiologische Wirkungen des Höhenklimas, die zum Teil
allerdings vorübergehender Natur sind und auch individuellen
Schwankungen unterliegen, lassen sich nach den bisherigen Erfahrungen und Untersuchungen anführen: Steigerung der Herztätigkeit und der Respirationsfrequenz, Zunahme der vitalen Lungen-
kapazität und Kräftigung der Atmungsmuskulatur, Anregung der
Blutbildung (Vermehrung der roten Blutkörperchen), Steigerung
des Stoffwechsels, des Appetits und der Hauttätigkeit. Der Charakter
des Klimas erweist sich im ganzen als ein anregender, die Energie
der meisten vitalen Funktionen steigernder. Die volle Entfaltung
dieser Wirkung setzt aber immerhin noch eine gewisse Leistungsfähigkeit des Organismus voraus. Überdies kommen hier individuelle
Körperdispositionen in Betracht. In der ersten Zeit des Gebirgs-
aufenthaltes bekundet das Höhenklima bei dem Flachländer mitunter in verschiedenen Beziehungen und zwar insbesondere auf
Schlaf und Appetit einen ungünstigen Einfluss[1]. Diese uner-
wünschten Wirkungen machen sich keineswegs bloss im eigentlichen
Hochgebirge bemerklich, sie können sich auch schon bei einem
Aufenthalt in mässigen Höhen einstellen, sind jedoch zumeist vor-
übergehender Natur und beeinträchtigen den Gesamterfolg des
Aufenthaltes keineswegs. Bei sehr hoher Lage des gewählten
Aufenthaltsortes, also namentlich im Hochgebirge, macht sich für
den aus der Ebene Kommenden der Unterschied in den klimatischen
Verhältnissen zuweilen in so eingreifender Weise geltend, dass
die Akklimatisation sehr erschwert und selbst unmöglich wird: es
tritt eine Reihe von Störungen auf, die in ihrer Gesamtheit als
Bergkrankheit bekannt sind: Trockenheit im Mund und Rachen,
Durst, schlechter Schlaf, Herzklopfen, Atembeschwerden, Mattigkeit oder Aufgeregtheit, Schwindel und Neigung zu Ohnmachten.
Bei Neurasthenischen, bei welchen derartige Beschwerden schon
vorher vorhanden waren, tritt öfters anfänglich eine Steigerung

---

[1] Egger will diese Wirkungen der Höhenluft auf eine relative Oligo-
cythämie, d. h. eine der Luftverdünnung gegenüber ungenügende Zahl der roten
Blutkörperchen zurückführen.

derselben ein. Nach Ludwig (Pontresina) sollen diese Erscheinungen besonders leicht nach Bergpartien und längeren Touren
auf Gletschern und Firnfeldern auftreten. Wo derartige Störungen
längere Zeit hindurch verbleiben, ist natürlich von einer Fort-
setzung der Höhenluftkur nichts zu erwarten und dieselbe baldigst
zu beenden.

Die Akklimatisationsbeschwerden im Hochgebirge können übrigens dadurch vermindert und zum Teil sogar ganz verhütet werden,
dass man Nervenleidende, die an einem Orte über 1400 m längeren
Aufenthalt nehmen sollen, namentlich, wenn dieselben aus der
norddeutschen Tiefebene kommen, veranlasst, an einem Orte in
der Höhenlage von unter 1000 m für eine gewisse Zeit eine
Zwischenstation zu machen.

Ich habe bei Anwendung dieser Vorsichtsmassregel öfters gesehen, dass Personen, welche den Aufenthalt im hochalpinen Klima
früher nie längere Zeit ertragen hatten, ohne Beschwerden und
mit bestem Erfolge, z. B. im Oberengadin eine Anzahl von Wochen
zubringen konnten.

Für Personen, die an sehr tief gelegenen Orten domizilieren,
empfiehlt sich auch bei der Rückkehr aus dem Hochgebirge,
namentlich wenn dieselbe noch in die heissere Zeit fällt, das
Verweilen an einer Zwischenstation unter 1000 m, so z. B. im
Schwarzwalde.

Über die therapeutische Tragweite der einzelnen beim Höhenklima in Betracht kommenden physikalischen Faktoren sind die
Ansichten zum Teil abweichend; insbesondere betreffen die Meinungsverschiedenheiten den Einfluss der Luftverdünnung, der man
in neuerer Zeit mit Rücksicht auf die im Hochgebirge beobachteten Blutveränderungen eine grosse Tragweite zuschrieb. Man
hat in diesen das in kurativer Hinsicht wesentliche Moment bei
den unter der Einwirkung des Hochgebirgsklimas im menschlichen
Organismus (speziell bei Kranken) auftretenden Veränderungen erblickt, und begreiflicherweise haben sich insbesondere die Ärzte
an den Höhenkurorten den Satz Miescher's zu eigen gemacht,
nach welchem dasjenige Höhenklima das beste und heilkräftigste
sein soll, welches ein Maximum von hämopoetischer Reaktion

(Blutveränderung) neben einem Minimum von Akklimatisationsbeschwerden erzeugt.

Die zahlreichen Untersuchungen, welche in den letzten 12
Jahren sowohl an hochgelegenen Orten, wie in physiologischen
Laboratorien über den Einfluss verdünnter Luft auf das Blut bei
Menschen und Tieren angestellt wurden, haben jedoch zum grossen
Teile widersprechende Resultate ergeben.

Während eine Anzahl von Ärzten, die sich mit dieser Frage
beschäftigten, auf Grund ihrer Beobachtungen sich dahin aus-
sprach, dass bei den aus der Ebene Kommenden im Gebirge kon-
stant eine Blutveränderung, und zwar speziell eine Vermehrung
der roten Blutkörperchen eintrete, kamen andere und zwar zum
Teil an sehr hochgelegenen Orten in dieser Beziehung zu negativen Ergebnissen. Man versuchte deshalb, die positiven Beobachtungen bezüglich der Vermehrung der Blutkörperchen (resp.
des Hämoglobingehaltes des Blutes) auf eine verschiedene Verteilung der festen und flüssigen Bestandteile des Blutes oder Ein-
dickung desselben infolge vermehrter Wasserabgabe des Körpers,
zum Teil auch auf Fehlerquellen, deren Ursache in den zu den
Untersuchungen benützten Apparaten liegt, zurückzuführen.

Auch Mosso, der wohl um den Alpinismus verdienteste
Forscher der Neuzeit, zählt zu denjenigen, welche die Vermehrung
der roten Blutkörperchen im Gebirge bestritten. Erst durch die
in jüngster Zeit von Loewy in Verbindung mit Zuntz u. A. auf
dem Monte Rosa ausgeführten Untersuchungen scheinen die Zweifel
bezüglich der Vermehrung der roten Blutkörperchen im Hochgebirge völlig beseitigt[1]).

Für die uns hier beschäftigenden Leiden bildet die Luftverdünnung im Gebirge und die dadurch angeregte Blutveränderung
im grossen und ganzen wenigstens einen Faktor von geringerer
Bedeutung als die intensive Luftströmung; hierfür spricht schon
der Umstand, dass das Höhenklima einen kurativen Einfluss auch

---

[1]) Loewy konnte feststellen, dass der Gesamthämoglobingehalt bei den
Versuchstieren auf dem Monte Rosa grösser war als bei den in Bern gehaltenen
Kontrolltieren und auch das Knochenmark an der Neubildung der Blutkörperchen
lebhaft beteiligt war. Die Anregung der Blutbildung im Hochgebirge hält
nach Loewy während der Dauer des Aufenthalts in demselben an.

bei Kranken auszuüben vermag, deren Blutbeschaffenheit und Er-
nährungszustand nicht mangelhaft ist und für welche daher eine
Vermehrung der roten Blutkörperchen von keiner wesentlichen
Bedeutung sein kann.

Die durch Kühle in den Sommermonaten sich auszeichnenden
Luftkurorte im Gebirge verdanken diesen Vorzug keineswegs ausschliesslich oder in erster Linie ihrer Höhenlage an sich, sondern
der daselbst bestehenden Luftbewegung. Die Vorteile, welche
intensive Luftströmungen bei Tage an einem Orte für den daselbst Aufenthalt Nehmenden bieten, gehen weit über eine blosse
Annehmlichkeit hinaus. Stärkere Luftbewegung bedingt neben
einer gewissen Abhärtung der Hautnerven einen grösseren Blutreichtum der Haut und damit Entlastung innerer Organe. Sie
wirkt ferner und zwar wahrscheinlich infolge der durch sie herbeigeführten Wärmeentziehung und stärkeren Verdunstung an der
Körperoberfläche anregend auf Stoffwechsel und Appetit und ermöglicht wegen der durch sie erzeugten Kühle ausgedehnteren
Aufenthalt und reichlichere Bewegung im Freien und damit auch
längere Einwirkung der Wärme- und Lichtstrahlen auf den Organismus. Die letztgenannten Umstände sind ebenfalls geeignet,
einen förderlichen Einfluss auf Stoffwechsel und Appetit auszuüben [1]).

Der weitaus grösste Teil der Höhenkurorte in Deutschland,
sowie im österreichischen und schweizerischen Alpengebiete, insbesondere der Sommerfrischen von einer Höhenlage unter 1000 m,
ermangeln jedoch erheblicherer und andauernder Luftbewegung
in den Vormittags- und Nachmittagsstunden.

Sind wir genötigt, unsere Wahl unter solchen Orten zu treffen,
so ist auf die Nähe ausgedehnter und schattiger Waldungen in

[1]) Auch Mosso legt unter den Faktoren des Höhenklimas der Luftbewegung in kurativer Beziehung das Hauptgewicht bei. „Die Höhenkur,“ bemerkt er, „ist in ihren Wirkungen der Wasserkur ähnlich, nur dass statt der
Duschen und der kalten Bäder die scharfe Luft, der Wind und die Sonne auf
den Körper einwirken. Andere Faktoren der Höhenkur sind das Licht und die
Bewegung. Diese wirken modifizierend auf die Zirkulation des Blutes und des
Lymphstromes. Ebenso sind hier die alpine Umgebung, das methodische Be-
folgen der vorgeschriebenen Kuren und die gesundere und naturgemässere
Lebensweise in Betracht zu ziehen.

erster Linie Rücksicht zu nehmen, da nur diese wenigstens den meisten Nervenpatienten längeren Aufenthalt und ausgedehntere Bewegung im Freien ermöglicht. Es ist jedoch nicht in Abrede zu stellen, dass die Nähe von Waldungen nur einen sehr unvollkommenen Ersatz für die mangelnde Luftströmung bietet. Die Waldluft hat trotz ihres reicheren Ozongehaltes keineswegs die Wirkung der stark bewegten Luft an höheren Gebirgsorten oder an der See. Auch ist zur Genüge bekannt, dass an heissen Sommertagen sich auch in den Wäldern die Schwüle häufig recht empfindlich geltend macht.

Nach meinen Beobachtungen lassen sich die Wirkungen des Höhenklimas bei nervösen Schwächezuständen im wesentlichen in zwei Gruppen sondern, in unmittelbare und mittelbare. Die unmittelbaren Wirkungen sind solche, die durch den direkten Einfluss der betreffenden klimatischen Faktoren auf das Nervensystem zustande kommen und sich gewöhnlich sehr rasch geltend machen, während die mittelbaren auf die durch das Klima hervorgerufenen Änderungen im Stoffwechsel und der allgemeinen Ernährung, an welchen das Nervensystem partizipiert, zurückzuführen sind und dementsprechend allmählich eintreten. Als unmittelbare Wirkungen des Höhenklimas finden wir namentlich oft eine bedeutende Steigerung der motorischen Leistungsfähigkeit, sowie Beseitigung von Kopfbeschwerden (Kopfeingenommenheit etc.) und Hebung des Appetits.

Die mittelbaren, erst allmählich sich einstellenden Wirkungen betreffen bei Neurasthenischen vorzugsweise die verringerte geistige Arbeitsfähigkeit und gesteigerte gemütliche Erregbarkeit, länger dauernde nervöse Dyspepsien und die Symptome der nervösen Herzschwäche. Auch sehr hohe Grade allgemeiner Muskelschwäche erfahren gewöhnlich erst nach längerem Gebirgsaufenthalte eine erhebliche Besserung.

Wenn wir die Symptomatologie der einzelnen Fälle mit Rücksicht auf ihre Beeinflussbarkeit durch die verschiedenen Abstufungen des Höhenklimas in Betracht ziehen, so muss ich vor allem betonen, dass die Neurastheniker mit erheblich gesteigerter Erregbarkeit des Gefäss- und Herznervenapparates (Neurasthenia vasomotoria et cordis) sich in der Regel für das hochalpine Klima nicht qualifizieren. Die Beschwerden dieser Patienten — Neigung zu Schwindel, Kopfkongestionen und Herzklopfen bei geringfügigen Einwirkungen, andauernde Anomalien der Herztätigkeit und mit diesen Erscheinungen zusammenhängende Angstzustände — erfahren bei dem Aufenthalte im Hochgebirge gewöhnlich eine ausgesprochene Steigerung, die auch bei längerem Ausharren, sich nicht ganz verliert und die Patienten nötigt, den betreffenden Ort zu verlassen.

Unter den klimatischen Faktoren des Hochgebirges, welche die in Frage stehende Gattung von Neurasthenischen ungünstig beeinflussen, dürfte die Luftverdünnung, an die man gewöhnlich in erster Linie denkt, kaum eine erhebliche Rolle spielen. Ich fand, dass die Individuen, denen die Luft im Engadin nicht zusagte, zumeist auch den Aufenthalt an der Nordsee nicht ertrugen. Dieser Umstand scheint dafür zu sprechen, dass es in erster Linie die starken Luftströmungen im Engadin (und ähnlich hochgelegenen Orten) sind, welche die ungünstige Beeinflussung des Befindens der in Frage stehenden Neurasthenischen verursachen.

Diese können nach meinen Erfahrungen an anderen Orten von einer noch ansehnlichen Höhenlage, aber mit minder intensiver Luftbewegung, so in Klosters 1200 m, Toblach 1200 m, einen völlig zusagenden Aufenthalt finden. Die mit Arteriosklerose komplizierten Fälle von Neurasthenie, sowie diejenigen mit lange bestehendem und bedeutendem Schlafdefizit qualifizieren sich ebenfalls nicht für das Hochgebirge.

Als besonders geeignet für das hochalpine Klima muss ich auf der anderen Seite die Erschöpfungszustände infolge geistiger Überanstrengung bezeichnen, die sich in Herabsetzung der geistigen und körperlichen Leistungsfähigkeit ohne erhebliche Schlafstörung äussern.

Die Höhenorte in einer Lage von 1200—600 m abwärts leisten bei der grössten Mehrzahl Neurasthenischer entschiedene Dienste, soferne dieselben den schon genannten Anforderungen (Nähe ausgedehnter schattiger Waldungen bei Mangel erheblicher Luftbewegung) entsprechen. Dies ist jedoch, wie hier nicht unerwähnt bleiben kann, bei einem grossen Teile der als Sommerfrischen im alpinen Gebiete benutzten Orte nicht der Fall, und mancher vielbesuchte Luftkurort eignet sich deshalb besonders während des Hochsommers zum Aufenthalte für Nervenleidende nicht.

Ungünstige Wirkungen kommen bei den in Frage stehenden Höhenlagen, abgesehen von vereinzelten Fällen von nervöser Herzschwäche, zumeist nur in bezug auf den Schlaf vor. Ich habe Fälle beobachtet, in denen beim Aufenthalte an Orten in einer Höhenlage von ungefähr 700 m schon, z. B. in Tegernsee, Schliersee, der Schlaf eine auffällige und andauernde Verschlechterung erfuhr und sorgfältige Prüfung aller Verhältnisse als Ursache dieser Störung nur die Luftveränderung ergab. Ungleich häufiger als an Orten unter 1000 m erfährt der Schlaf an höher gelegenen Sommerfrischen, insbesonders in den Orten mit hochalpinem Klima, eine Einbusse. Die Wirkungen des Schlafmangels in geringeren Höhenlagen unterscheiden sich jedoch in sehr bemerkenswerter Weise von den an hochgelegenen Orten, wie z. B. im Oberengadin, zu beobachtenden.

An den Orten unter 1000 m bleibt die Wirkung des Schlafmangels auf das Nervensystem unkompensiert; derselbe äussert daher zumeist einen stetig zunehmenden schädigenden Einfluss auf den gesamten Nervenzustand, so dass der Patient unter Umständen statt in gebessertem, in entschieden verschlechtertem Zustande nach Hause kommt. Im Hochgebirge äussert dagegen ungenügender Schlaf, wenigstens häufig, keine derartige ungünstige Wirkung auf das Allgemeinbefinden. Das Schlafdefizit verhindert eine gewisse Erholung und Kräftigung des Nervensystems nicht, und dieser Umstand macht es begreiflich, dass manche Personen jahrelang das Engadin immer wieder aufsuchen, obwohl ihr Schlaf dort kein befriedigender ist.

Auf die nervösen Störungen des Verdauungsapparates, speziell die nervöse Dyspepsie, kann nach meinen Beobachtungen das Höhenklima in seinen verschiedenen Abstufungen günstig wirken.

Die mehr isolierten sexuellen Schwächezustände von längerem Bestande (Potenzstörungen etc.) erfahren nach meinen Beobachtungen in den verschiedenen Höhenlagen keine wesentliche Besserung. Das gleiche gilt für fixierte und lange bestehende Angstzustände (Phobien, speziell die Topophobien, Platzangst etc.). Ich habe auf diesen Umstand schon vor einer Reihe von Jahren aufmerksam gemacht, und meine neueren Erfahrungen haben meinen Ausspruch bezüglich der Unwirksamkeit des Höhenklimas bei eingewurzelten Phobien immer wieder bestätigt. Die betreffenden Leidenden mögen während ihres Aufenthaltes im Gebirge sich wohl und leistungsfähig fühlen und von ihren Angstzuständen andauernd verschont bleiben, um doch nach ihrer Rückkehr in die Stadt wieder die grössten Schwierigkeiten beim Überschreiten von Plätzen und Strassen zu finden.

Auch bei Zwangsvorstellungen, insbesondere denjenigen, die dem Gebiete der Zwangsneurose angehören, ist vom Gebirgsaufenthalte nicht viel zu erwarten. Bei hysterischen Zuständen leisten Luftkuren im allgemeinen und daher auch das Höhenklima nicht dieselben Dienste wie bei Neurasthenie, was sich aus dem psychischen Ursprunge der meisten hysterischen Symptome erklärt. Bei uns sind jedoch die Fälle, in welchen es sich um ganz reine, unkomplizierte Hysterie handelt, selten im Verhältnis zu denjenigen, in welchen eine Kombination von neurasthenischen und hysterischen Symptomen, also im Grunde Hysteroneurasthenie besteht. In diesen weit vorherrschenden Fällen erweisen sich Luftkuren sehr häufig von erheblichem Nutzen und gelten hier im allgemeinen dieselben Anzeigen bezüglich des Höhen- und wie wir hier gleich beifügen können, auch des Seeklimas wie für die Neurasthenie. Ausserdem möchte ich darauf hinweisen, dass Hysterische mit häufigen und prädominierenden Anfällen sich für das hochalpine Klima nicht qualifizieren.

Seeklima.

Das Seeklima wird in Küsten- und Inselklima unterschieden. Am ausgeprägtesten und wirksamsten kommt dasselbe auf kleineren Inseln zur Geltung. Dem Klima binnenländischer Orte gegenüber charakterisieren das Seeklima im wesentlichen: Grössere Gleichmässigkeit der Temperatur, beträchtlichere Dichte (hoher barometrischer Druck), vermehrte Feuchtigkeit, starke Luftströmungen infolge lokaler, durch die ungleichmässige Erwärmung von See und Land hervorgerufener und allgemeiner Winde und hoher Ozongehalt der Luft. Längere Zeit wurde allgemein angenommen, dass die Seeluft auch durch einen gewissen konstanten Salzgehalt sich

von der Landluft unterscheide, und auf diesen Umstand in vielen
Badeschriften grosses Gewicht gelegt. Durch Untersuchungen von
Mittermaier, E. Friedrich, Hiller u. a. ist jedoch festgestellt,
dass diese Annahme im allgemeinen nicht zutrifft; die Seeluft enthält nur am Strande bei windigem Wetter Salzteilchen, welche
durch Zerstäubung des Meerwassers in die Luft gelangen[1]). Über
die Wirkungen der Seeluft auf Gesunde und Kranke ist im ganzen
noch wenig Zuverlässiges ermittelt. Sicher gestellt scheinen eine
gewisse Verlangsamung der Herztätigkeit und der Respirationsfrequenz, vermehrte Wärmeentziehung durch die intensiveren Luftströmungen und wohl auch durch den grösseren Feuchtigkeits-
gehalt der Luft, hiermit zusammenhängend Anregung des Stoffwechsels und des Appetits, Vermehrung der Zahl der roten Blutkörperchen (Malassez, Marestang) und grösserer Blutreichtum
der Haut. Was speziell den Einfluss des Seeklimas auf das Nervensystem anbelangt, so wird derselbe als beruhigend und tonisierend
— natürlich bei entsprechender Dauer des Aufenthaltes — bezeichnet. Die sedative Wirkung dürfte durch die grössere Dichte
und Feuchtigkeit der Luft, den hohen Ozongehalt derselben, sowie
die grössere Gleichmässigkeit ihrer Temperatur bedingt sein, die
tonisierende Wirkung dagegen auf die stärkeren Luftströmungen,
wodurch neben einer gewissen Abhärtung der Hautnerven zunächst
Anregung des Stoffwechsels und Vermehrung des Appetits herbeigeführt wird, zu beziehen sein.

Für die sedativen Wirkungen der Seeluftkur kommen jedoch
bei dem Aufenthalte am Strande nach meinen Wahrnehmungen
entschieden noch andere Umstände in Betracht. Auf den Städter,
dessen Auge an eine Fülle in Farbe und Form wechselnder und
die Gedanken in die verschiedensten Richtungen lenkender Bilder,
und dessen Ohr an eine Mannigfalt von Geräuschen gewöhnt ist,
übt die See in gewissem Maasse eine hypnotisierende Wirkung aus.
Sie nimmt mit ihrer unermesslichen Ausdehnung und ihrer Be-

---

[1]) Die Seeluft enthält auch, abgesehen von ihrer grösseren Dichte, etwas
mehr Sauerstoff als die Landluft, welcher Umstand jedoch nach Fränkel
und Geppert keine vermehrte Sauerstoffaufnahme durch die Lunge zur Folge
hat, und etwas weniger Kohlensäure; sie unterscheidet sich ferner von der
Landluft in sehr vorteilhafter Weise durch Freiheit von Staub und Keimen.

wegung, welche in unendlichen Variationen im wesentlichen immer
die gleichen Bilder, das gleiche Spiel der Wellen vorführt, das
Auge gefangen und engt dadurch das Gebiet der Vorstellungstätig-
keit ein, während gleichzeitig das einförmige Brausen und Rauschen
der Wassermassen leicht einschläfernd wirkt oder wenigstens eine
gewisse Denkträgheit (Verlangsamung des Vorstellungsablaufes) erzeugt. Die sedierenden und tonisierenden Wirkungen der Seeluft
machen sich jedoch nicht in allen Fällen und namentlich nicht bei
allen hier in Betracht kommenden Leidenden gleichmässig geltend;
für manche Neurasthenische und Hysterische erweist sich sogar der
Aufenthalt an der See ganz und gar unzuträglich. Unter dem Einflusse der Seeluft stellt sich nämlich bei Kranken dieser Art nicht
selten vermehrte Reizbarkeit, Schlaflosigkeit, Appetitmangel und
allgemeine Schwäche ein. Mitunter sind diese Erscheinungen vorübergehend und namentlich durch eine Beschränkung des Strand-
aufenthaltes zu beseitigen; es mangelt jedoch auch nicht an Fällen,
in welchen die Verschlechterung des Befindens andauert und nur
durch Aufgabe des Aufenthaltes an der See rückgängig gemacht
werden kann. Noch häufiger als der Genuss der Seeluft allein
zeigt sich der gleichzeitige Gebrauch der kalten Seebäder von ungünstiger Wirkung.

Wenn wir uns fragen, wie es sich mit den speziellen Indikationen
des Seeklimas verhält, so ist vor allem in Betracht zu ziehen, dass
an den einzelnen Seebadeplätzen die wirksamen Faktoren des Klimas
je nach der geographischen Lage des Ortes, der Jahreszeit und
anderen Umständen grossen Schwankungen unterliegen. Insbesonders gilt dies für die Luftströmungen, denen in kurativer Hinsicht
unter den Faktoren des Seeklimas dieselbe Bedeutung zukommt,
wie unter denen des Höhenklimas. Die deutschen Nordseeinseln,
welche das Seeklima in ausgeprägtestem Maasse darbieten und im
Sommer wegen ihrer Kühle einen sehr angenehmen Aufenthalt
bilden, sind durch bedeutende Luftströmungen (Seewind) ausge-
zeichnet; wo diese fehlen, kann selbst auf einer Insel von einem
ausgesprochenen Seeklima keine Rede sein. Ich führe als Beispiel
in dieser Beziehung die sehr nahe beieinander liegenden Inseln
Föhr und Sylt an. Auf Sylt herrscht meist eine Luftströmung
(Seewind) von solcher Intensität, dass sie, wie ich aus eigener Er-

fahrung sagen kann, von dem Ankömmling in der ersten Zeit nicht selten unangenehm empfunden wird. Auf der Insel Föhr fehlt dagegen nach meiner eigenen Wahrnehmung eine derartige Seebrise gänzlich, und diese Insel unterscheidet sich daher in klimatischer Hinsicht wie auch in betreff der Vegetation nicht wesentlich vom benachbarten Festlande; hier fehlt auch der Wellenschlag gänzlich, der in Sylt das Seebad zu einer so grossen Annehmlichkeit macht.

An der Ostseeküste mangelt an vielen Orten die von der See kommende kühlende Luftströmung wenigstens während eines beträchtlichen Teiles der heissen Jahreszeit; dafür findet man auch an den Ostseebadeorten herrliche Waldungen, wie sie an Orten mit dem rauhen Nordseeklima nirgends existieren.

Hier ist jedoch noch ein Umstand zu berücksichtigen. Wie im Alpengebiete, ist auch an der See für die jeweilige Kühle eines Ortes nicht nur die Intensität der herrschenden Luftströmung, sondern auch der Ursprung und die Richtung, von welcher dieselbe kommt, von erheblicher Bedeutung. In den Alpen sind Sirocco und Föhn wegen ihres temperaturerhöhenden und nervenerschlaffenden Einflusses gefürchtet. Eine ähnliche Rolle spielt zum Teil der sogenannte Landwind an den Küsten und auf den Inseln der Nord- und Ostsee. Wenn die Ostseebadeorte im allgemeinen ein weniger ausgeprägtes Seeklima darbieten als die Nordseebadeorte, so hängt dies damit zusammen, dass an ersteren die Landwinde den Seewinden gegenüber bedeutend vorherrschen, während bei letzteren das Umgekehrte der Fall ist.

So berichtet Hiller, dass in Misdroy während eines Sommers im Juli nur an vier und im August an keinem Tage, in dem Badeorte Kolberg an der pommerischen Küste im Juli an der Hälfte der Tage und im August an fünf Tagen Seewind zu verzeichnen war. Der Autor zieht aus diesen und ähnlichen Beobachtungen den wohl zu weit gehenden Schluss, dass die Ostseebäder im allgemeinen zu Seeluftkuren sich nicht eignen.

Von Buschan wurde, um die Hiller'sche Ansicht zu entkräften, darauf hingewiesen, dass im Sommer 1901 in Heringsdorf im Juli an ²/₃ der Tage und in der ersten Augusthälfte an zwölf Tagen Seewind herrschte. Übrigens kommt es auch an den Nordseeplätzen, selbst auf den Inseln, die sich im allgemeinen einer andauernden und kräftig kühlenden Seebrise erfreuen, mitunter vor, dass an Stelle dieser längere Zeit der wenig beliebte Landwind herrscht.

Aus dem Angeführten ergibt sich, dass wir im Einzelfalle nicht
nur zu entscheiden haben, ob überhaupt eine Seeluftkur am Platze
ist, sondern auch erwägen müssen, welche Art von Seeklima für
den Patienten sich eignet, womit gewisse Fingerzeige für die Wahl
des Seebadeortes gewonnen werden.

Mit den speziellen Indikationen des Seeklimas, insbesondere
dem Höhenklima gegenüber, sieht es zur Zeit noch ziemlich miss-
lich aus und der Arzt, welcher von Neurasthenischen und Hysterischen befragt wird, ob für ihren Zustand ein Aufenthalt an der
See oder im Gebirge entsprechender sei, ist häufig in der Lage,
die Wahl der Geschmacksrichtung des Patienten zu überlassen,
oder dieselbe von zufälligen Umständen (Gesellschaft, Lage des
Domizils etc.) abhängig zu machen.

Was die Abstufungen des Seeklimas anbelangt, so lässt sich
nur sagen, dass für die Patienten, welche sich für das Hochgebirge qualifizieren, sich im allgemeinen auch das Nordseeklima
zuträglich erweist, und die Leidenden, für welche sich nur
Höhenlagen von 1200—600 m eignen, zumeist auch unter den
Badeorten an der Ostsee einen zusagenden Aufenthalt finden. Dabei ist noch der sedative Charakter des Seeklimas besonders zu
berücksichtigen. Wo der Zustand des Leidenden neben der
Kräftigung baldige und andauernde Beruhigung des Nervensystems
erforderlich macht, wie in den Fällen von lange bestehendem
Schlafmangel und sehr hochgradiger gemütlicher Erregbarkeit, ist
das Seeklima dem Höhenklima entschieden vorzuziehen.

Über die Bedeutung der Luftkuren bei den uns hier beschäftigenden Krankheiten sind vielfach bei Ärzten wie beim
Publikum irrtümliche Anschauungen verbreitet, welche nicht selten
zu bedauerlichen Konsequenzen führen. Nur zu häufig erwartet
man von dem Gebrauche von Luftkuren und zwar auch solchen
von wenigen Wochen Erfolge, die bei der Art und Dauer des vorliegenden Leidens ganz ausgeschlossen sind. Vor allem muss hier
betont werden, dass veraltete und schwerere neurasthenische und
hysterische Zustände durch keine Art von Luftkur allein geheilt
werden. Das gleiche gilt für die Neurasthenie mit besonders
hervortretenden psychischen Anomalien, sowie die Zwangs- und
Angstneurose. In derartigen Fällen auf die Luftkur ganz zu ver-

zichten, besteht jedoch kein Anlass, da man mit derselben die Anwendung anderer Heilfaktoren verknüpfen kann. An den See-badeorten kann die Wirkung der Seeluft durch den Gebrauch kalter oder warmer Seebäder, von Massage usw. unterstützt werden. An den Höhenkurorten andererseits, auch an solchen in hochalpiner Lage, hat man in neuerer Zeit verschiedenfach die für den Gebrauch von Wasserkuren und anderen physikalischen Heilverfahren erforderlichen Einrichtungen hergestellt, so dass der dort Heilung Suchende nicht genötigt ist, sich auf die Luftkur zu beschränken. Im allgemeinen empfiehlt es sich jedoch, in den er-wähnten Fällen Luftkuren nur als Nachkuren zur Befestigung und Vervollständigung der auf anderem Wege erzielten Heilerfolge zu verwerten.

V. Wasserkur.

In der Behandlung der hier in Rede stehenden Erkrankungen hat sich die Hydrotherapie in den letzten Dezennien eine Stellung erworben, aus welcher dieselbe durch keine Schwankung der medi-zinischen Mode mehr verdrängt werden wird. Der Grund hierfür ist lediglich in den Erfolgen dieses Heilverfahrens zu suchen, die so zahlreich und in vielen Fällen so auffallend sind, dass auch sehr skeptische Geister überzeugt werden mussten.

Eine Darlegung all' der verschiedenen bei nervösen Schwäche-zuständen verwendbaren hydriatischen Prozeduren kann hier nicht gegeben werden. Ich muss mich begnügen, die Grundelemente der hydriatischen Behandlung bei den in Rede stehenden Krank-heitszuständen in Kürze zu schildern. Es kommen hier in erster Linie in Betracht: die feuchte Abreibung, die feuchte Einpackung, das Halbbad und das Sitzbad. — Bezüglich der feuchten Ab-reibung muss ich vor allem der sehr häufig gehegten irrtümlichen Meinung entgegentreten, dass dieselbe in ihren Wirkungen ähnlich oder identisch mit einer kalten Waschung des Körpers sei. So sehr ich die kalten Waschungen des Körpers vom hygienischen Stand-punkt als abhärtendes, der Hautpflege dienendes Verfahren schätze, so kann ich doch auf Grund zahlreicher Beobachtungen nicht ver-hehlen, dass der Heileffekt dieses Verfahrens bei Nervenschwäche

ein äusserst geringer ist. Auch den vielfach beliebten Abreibungen
mit einem feuchten Handtuche kann ich einen erheblichen Heilwert nicht zuerkennen, und doch sind dies Prozeduren, mit deren
Verordnung gar manche Ärzte etwas geleistet zu haben glauben.
Unter einer feuchten, resp. kalten Abreibung in hydrotherapeutisch-
technischem Sinne verstehen wir eine Prozedur, bei welcher zunächst der ganze Körper mit Ausnahme des Kopfes in ein mit
Wasser von bestimmter Temperatur befeuchtetes Leintuch von
genügender Grösse eingehüllt wird. Dieses Einhüllen muss des
Morgens beim Aufstehen, unmittelbar nach dem Verlassen des
Bettes vorgenommen werden und in wenigen Augenblicken voll-
zogen sein. Nach dem Einhüllen des Körpers wird das befeuchtete
Tuch sofort durch die Hände des Bedienenden rasch an den verschiedenen Körperpartien und zwar in bestimmter Reihenfolge
stärker angedrückt (Abklatschung) oder mit kräftigen Strichen
verschoben (eigentliche Abreibung). Hierzu darf im ganzen nicht
viel mehr als eine Minute in Anspruch genommen werden. Nach
dem Abnehmen des feuchten Tuches erfolgt eine Abreibung mit
einem trockenen, unter Umständen auch gewärmten Tuche. Man
darf sich nicht, wie das noch oft geschieht, das Einschlagen des
ganzen Körpers in das feuchte Tuch als eine heroische Prozedur
vorstellen, die nur wenige ertragen. Die Wirkung der Abreibung
lässt sich ausserordentlich modifizieren, sowohl durch Verwendung
verschieden temperierten Wassers, als durch stärkere oder geringere
Befeuchtung und gröbere oder feinere Beschaffenheit des verwendeten Leintuches. Je gröber und feuchter das letztere und je
niederer die Temperatur des verwendeten Wassers, um so intensiver fällt der mechanische und thermische Reiz aus, der durch
das Verfahren ausgeübt wird. Wo es sich um Herbeiführung ge-
linderer Wirkungen handelt, muss demnach feines, gut ausgewundenes Linnen und höher temperiertes Wasser verwendet werden.
Man kann derart die Abreibung so gestalten, dass sie auch zarten,
reizbaren Naturen zusagt. Die benützbaren Wassertemperaturen
liegen nach meinen Beobachtungen zwischen 22° und 8° R.

Im allgemeinen empfiehlt es sich, nicht sogleich mit niederen
Temperaturen zu beginnen, sondern erst sukzessive zu solchen
überzugehen. Bei einigermassen schwächlichen und für thermische

Reize sehr empfindlichen Personen tut man gut, partielle Abreibungen (mit einem befeuchteten Handtuche) den totalen voraus-
zuschicken, und bei letzteren nicht unter 16^0 R herabzugehen.
Was die Wirkungen der Abreibungen anbelangt, so kommt hier
zunächst die plötzliche Berührung nahezu der gesamten Körperoberfläche mit dem kühlen Tuche in Betracht; hierdurch wird
eine mächtige Reizung der peripheren Nervenausbreitung herbeigeführt, welche in den Zentralorganen sowohl erregende als hem-
mende Wirkungen nach sich zieht. Die zunächst eintretende
reflektorische Kontraktion der Hautgefässe wird durch eine Erweiterung dieser Gefässe abgelöst, deren Eintritt das Reiben entschieden begünstigt. Hierdurch muss eine Entlastung innerer
Organe von überschüssigem Blute erfolgen. Die Gesamtwirkung der
Abreibung lässt sich als eine erregende, kräftigende, die Leistungsfähigkeit der Nervenzentren und das Gemeingefühl hebende bezeichnen. Die Anwendung dieser hydriatischen Prozedur erheischt
gewisse Vorsichtsmassregeln. Bei manchen Kranken werden durch
die Gefässkontraktion an der Peripherie, welche das Einschlagen
in das kalte Tuch zunächst bewirkt, Kongestionen nach dem Kopfe
oder der Brust herbeigeführt. Dieser Umstand lässt sich verhüten, indem man Kopf, Gesicht, Hals und Brust vor der Abreibung kalt abwäscht und während der Vornahme der Prozedur
den Kopf mit einem kalten Tuche bedeckt. Bei allen Kranken
sind jedoch diese Vorbauungsmassregeln nicht nötig. Der Effekt
der Abreibungen lässt sich durch Vorkehrungen steigern, welche
eine Wärmestauung bewirken (trockene Einpackung in Bettdecken
oder Federbetten, feuchte Einpackung bis zur ausreichenden Erwärmung). Diese Prozeduren müssen der Abreibung vorausgeschickt
werden bei blut- und säftearmen Personen ohne genügende Wärme-
bildung, da bei solchen die Wärmeentziehung durch die Abreibung
ohne vorhergehende Wärmestauung zu intensiv ausfallen würde.

Der feuchten Einpackung kommt ähnlich wie der Abreibung
eine ableitende Wirkung auf die Haut, daneben jedoch ein exquisit
kalmierender Effekt zu. Hierbei wird ein in Wasser (Temperatur
von 20^0 R abwärts) getauchtes und mässig ausgewundenes gröberes
oder feineres Leintuch auf einer wollenen Decke ausgebreitet, der
Patient sodann zunächst in das feuchte Tuch, zumeist mit Aus-

schluss des Kopfes, derart eingeschlagen, dass dasselbe mit allen
Körperstellen in Berührung kommt, und hierauf in die wollene
Decke eingehüllt; nachdem dies geschehen, werden noch Bettdecken
oder Federbetten über dem einem Wickelkind ähnlich immobilisierten
Kranken ausgebreitet und seitlich an der Bettlade durch Herab-
stopfen übergelegter Decken fixiert. Auch hier tritt zunächst infolge der Einwirkung des Kältereizes eine Kontraktion der Hautgefässe ein, welche unter Umständen Kongestionen herbeiführen
kann. Diese lassen sich durch die gleichen Massregeln wie bei
den Abreibungen verhüten. Mit der Erwärmung des feuchten
Tuches erfolgt eine Erschlaffung der Hautgefässe. Die anhaltende
Berührung der Haut mit dem sich bildenden blutwarmen Wasser-
dunste, die Abhaltung wechselnder mechanischer und thermischer
Reize, sowie die erzwungene Ruhelage bedingen eine Beruhigung
des Nervensystems; es stellt sich daher oft während der feuchten
Einpackung Schlafneigung und selbst Schlaf ein. Hierbei mag
auch die Ableitung des Blutes nach der Peripherie mitwirken.
Man lässt die feuchte Einpackung je nach dem Zustande des
Patienten, der Art seines Leidens und dem Erfordernisse geringerer
oder stärkerer kalmierender Wirkung bald nur bis zur deutlichen
Erwärmung, bald bis zur Schweissbildung, unter Umständen selbst
noch einige Zeit nach dem Beginn letzterer andauern.

Der Eintritt ausreichender Erwärmung erheischt bei verschiedenen Kranken sehr verschiedene Zeit (von $1/2 - 2$ Stunden
und darüber). Die Erwärmung erfolgt insbesondere bei blutarmen
und älteren Personen sehr zögernd; in derartigen Fällen sind sehr
niedere Temperaturen für die Befeuchtung des Leintuches nicht
angezeigt. An die Einpackung wird, um die erzielte Wärmestauung
zu beseitigen und eine Hauterschlaffung zu vermeiden, eine kurze
abkühlende Prozedur angeschlossen, am geeignetsten eine kalte
Abreibung oder ein Halbbad von 20 ⁰ R und darunter in der Dauer
von 3—4 Minuten.

Die als Halbbad bezeichnete Badeform bildet unstreitig das
wichtigste Element in der hydriatischen Behandlung der nervösen
Schwächezustände. Die Modifikationen, welche diese Badeform zulässt, gestatten, dieselbe sehr verschiedenen Krankheitsformen und
Individualitäten anzupassen. Ich lasse hier eine kurze Schilderung

der Applikationsweise dieser Badeform folgen, welche sich mir bei nervösen Schwächezuständen am brauchbarsten erwiesen hat.

Die Badewanne wird nur bis zu solcher Höhe mit Wasser gefüllt, dass dasselbe dem Patienten im Sitzen bis an die Magengrube reicht. Nachdem der Patient in der Wanne Platz genommen hat, wird demselben von dem Badediener das Badewasser über den Rücken gespült, während er die gleiche Prozedur vorne ausführt. Sodann nimmt der Patient selbst eine Frottierbürste oder ein rauhes Frottiertuch und frottiert sich die ganze Vorderfläche des Rumpfes, wobei der Badediener den Rest des Körpers vornimmt. Man kann namentlich bei sehr erregbaren und leicht erschöpfbaren Individuen auch das Frottieren dem Badediener gänzlich überlassen. In Fällen, in welchen besondere Schwäche in den Beinen besteht, lasse ich das Frottieren dieser durch Massage ersetzen. Nach Beendigung des Frottierens erfolgt ein kurzes Eintauchen des Gesamtkörpers in das Bad, worauf die Prozedur mit einer Begiessung des Rückens vermittelst eines Eimers oder einer Spritzkanne aus mässiger Höhe beschlossen wird. In den Fällen, in welchen das Halbbad ohne vorhergehende künstliche Erwärmung angewendet wird, verwende ich lediglich Temperaturen zwischen 24 und 18 ⁰ R, je nach dem Ernährungszustande des Patienten, der Gewöhnung an kühlere Bäder und den vorhandenen nervösen Erscheinungen, Bäder von 23 bis 22 ⁰ sind nach meinen Erfahrungen die am meisten verwendbaren. Die Rückenbegiessung lasse ich in der Regel mit Wasser vornehmen, dessen Temperatur 3—4 ⁰ R niedriger ist als die des Bades. Die ganze Badeprozedur darf die Zeit von 5 Minuten nicht übersteigen. Auch bei Halbbädern ist durch die zunächst eintretende Kontraktion der Hautgefässe die Möglichkeit von Kongestionen nach dem Kopfe namentlich gegeben. Dieser Umstand erheischt wenigstens in vielen Fällen die Anwendung derselben Vorbauungsmassregeln, wie sie bei Besprechung der Abreibungen und feuchten Einpackungen erwähnt wurden, i. e. vorgängige kalte Waschung des Gesichtes, Halses etc. und kaltes Tuch auf den Kopf. Was die Wirkungsweise der Halbbäder anbelangt, so haben wir es hier mit einer Kombination thermischer und mechanischer Reize zu tun, welche in den Zentralorganen eine Reihe im Detail nicht näher verfolgbarer und je nach Art des

Falles wohl auch verschiedener Vorgänge auslösen. Nach den zu beobachtenden Änderungen in dem Befinden der Kranken zu schliessen, müssen die Wirkungen zum Teil als erregende bezeichnet werden (Steigerung der motorischen Leistungsfähigkeit, Anregung des Appetits, Hebung des Allgemeingefühls); zum Teil handelt es sich um sedative Vorgänge (Verringerung oder Beseitigung von Schmerzen und Parästhesien, Milderung von Aufregungszuständen), zum Teil endlich um ableitende Wirkungen (bei Kopfeingenommen-heit, Kopfkongestionen etc.): auf letztere mögen auch die be-ruhigenden Wirkungen in gewissem Umfange zurückzuführen sein. Ein weiterer wichtiger Faktor ist die Anregung der Hauttätigkeit, die durch diese Badeform herbeigeführt wird. Der Wirkungskreis der Halbbäder ist ein sehr grosser. Die Verschiedenheit der hier-bei verwendbaren Temperaturen gestattet deren Benützung bei den verschiedenartigsten nervösen Störungen und auch bei zarten, dürftig genährten Individuen, insbesondere jüngeren Alters. Für kontraindiziert halte ich dieselben nur bei sehr schwachen, blut-armen und heruntergekommenen Personen. Für diese passen im allgemeinen die wärmeren Badeformen besser; es gibt übrigens auch gut genährte kräftige Personen, die infolge von Verzärtelung der Haut oder aus anderen Gründen kühlere hydriatische Proze-duren nicht ertragen; erweist sich bei derartigen Personen ein wiederholter Versuch mit solchen von ungünstiger Wirkung, so wäre es natürlich höchst übel angewendet, etwa aus Prinzipien-reiterei mit solchen fortfahren zu wollen. Hier wie überall muss der therapeutische Versuch als das Entscheidende erachtet werden. Wo derselbe gegen die angewandte Prozedur spricht, ist dieselbe unbedingt zu unterlassen, da aus einer Häufung von ungünstigen Einzelwirkungen nach meinem Dafürhalten kein günstiges Gesamt-resultat sich ergeben kann.

Sitzbäder finden ebenfalls bei nervösen Schwächezuständen reichliche Verwendung. Kalte Sitzbäder (8—15° R) bewirken bei einer Dauer von 5—10 Minuten nach vorhergehender Gefäss-kontraktion eine Kongestion nach den eingetauchten Teilen. Sie vermehren den Blutzufluss zu den Organen der Bauch- und Becken-höhle und wirken hierdurch erregend auf diese Organe und zu-gleich ableitend von Kopf und Brust. Sie sind daher entschieden kontraindiziert bei Erregungszuständen der Geschlechtssphäre, dagegen geeignet bei habitueller Obstipation und gesunkener sexueller Leistungsfähigkeit ohne Erregungszustände. Für die so häufig vorkommenden geschlechtlichen Reizzustände passen mehr temperierte und etwas länger dauernde Sitzbäder (Bäder von 16—22° R) und einer Dauer bis zu 15 Minuten. Warme und prolongierte Sitzbäder sind wiederum indiziert bei spastischen Beschwerden von seiten der Blase, den so häufigen Menstrualkoliken und ähnlichen Zuständen.

Auch die Fuss- und Handbäder zählen zu den vielfach verwertbaren Prozeduren. Wenn es sich darum handelt, bei Kongestivzuständen des Kopfes und damit zusammenhängendem Kopfschmerz und psychischer Erregung rasch Erleichterung zu verschaffen, leisten uns die heissen Fussbäder mit Zusatz von hautreizenden Mitteln (Senfmehl etc.) vorzügliche Dienste. Ähnliche, doch minder ergiebige Wirkungen kommen den heissen Handbädern zu. Zur Bekämpfung einer habituellen Neigung zu Kopfkongestionen eignen sich dagegen die heissen Fussbäder nicht. In den so zahlreichen Fällen abnormer Blutverteilung bei Neurasthenischen, in welchen mit beständiger Kälte der Füsse Neigung zu Fluxionen nach dem Kopfe, Hitze und Rötung des Gesichtes, Kopfschmerz etc. sich verbinden, sind nur die kalten Fussbäder, in welchen der Patient die Füsse bewegt (sogenanntes Wassertreten), am Platze. Die durch das Eintauchen der Füsse in das kalte Wasser zunächst bewirkte Blutwallung nach dem Kopfe muss durch vorhergehende kalte Waschungen des Kopfes oder kalte Kopfumschläge möglichst eingeschränkt werden. Durch die Bewegung der Füsse wird der Übergang der ursprünglich durch den Kältereiz verursachten Gefässkontraktion an der Haut der Füsse in Gefässerweiterung (Rötung der Haut) erleichtert, und diese lässt sich durch energisches Trockenreiben der Füsse noch steigern[1]. Durch längere Zeit fortgesetzten Gebrauch derartiger Fussbäder kann man die Kälte und Blässe der Füsse und die damit zusammenhängenden Kopfbeschwerden öfters dauernd beseitigen.

[1] Zum Fussbade soll eine geeignete, geräumige Wanne benützt werden; intensiver ist die Wirkung, wenn dasselbe in fliessendem Wasser genommen wird.

Hinsichtlich des Gebrauches der Duschen bei nervösen Schwäche-zuständen unterscheiden sich die Anschauungen und Gepflogen-heiten unserer westlichen Nachbarn sehr wesentlich von den unsrigen. Während in Deutschland die Anwendung von Duschen gewöhnlich nur einen untergeordneten Teil der hydriatischen Behandlung bildet, wird dieselbe in Frankreich als der wichtigste Teil der Hydro-therapie betrachtet. Dabei darf man allerdings nicht übersehen, dass in den französischen Etablissements für Hydrotherapie die Duscheeinrichtungen eine Mannigfaltigkeit und Vollkommenheit besitzen, welche man in Deutschland auch in gut ausgestatteten Anstalten nicht aufweisen kann, und die Duschen dort von den Ärzten selbst verabreicht werden, was bei uns überhaupt nicht der Fall ist. Dass Duschen, in geeigneter Form angewendet, bei den uns hier beschäftigenden Leiden sehr erspriessliche Dienste zu leisten imstande sind, unterliegt keinem Zweifel. Allein die dem Einzel-falle entsprechende Regulierung des thermischen und mechanischen Reizes erheischt nicht bloss komplizierte Einrichtungen, sondern auch grosse Erfahrung und Umsicht[1]. Dieser Umstand wird in Deutschland noch viel zu wenig gewürdigt. Immer und immer wieder begegnet man Fällen, in welchen mit oder ohne ärztliche Verordnung längere Zeit gebrauchte Duschen nicht bloss erfolglos sich erwiesen, sondern den Zustand des Kranken in ungünstiger Weise beeinflussten.

Insbesondere bedenklich sind nach meinen Erfahrungen die Kopfduschen, deren augenblicklicher erleichternder Erfolg bei Kopf-eingenommenheit und ähnlichen Zuständen zumeist nach einigen Stunden durch in verstärktem Maasse wiederkehrende Kopf-beschwerden abgelöst wird. Ich kann daher auch die vielfach beliebte Anschaffung und ganz unkontrollierte Benützung von

---

[1] „Es genügt nicht," bemerkt Levillain mit Recht, „den Kranken, für welchen sich diese Behandlung eignet, zu sagen: Nehmen Sie Duschen! Man muss je nach dem Falle die Temperatur, den Druck, die Form, den Sitz und die Dauer zu bestimmen wissen. Alle diese Umstände spielen eine wichtige und verschiedene Rolle, was man immer in Betracht ziehen muss. Deshalb sollten die Duschen und die Strahldusche insbesondere immer durch einen Arzt oder nach detaillierter ärztlicher Vorschrift von einem Doucheur von Profession gegeben werden."

Zimmerduscheapparaten seitens Nervenleidender nur als ein Vorgehen bezeichnen, das entschieden mehr geeignet ist, Unheil zu
schaffen als Nutzen zu bringen.

Von den diversen bei Nervenleidenden verwertbaren örtlichen
hydriatischen Massnahmen wollen wir hier nur noch der Leib-
und Wadenbinden gedenken. Die Leibbinde (Priessnitz'scher
Leibumschlag, Neptunsgürtel), welche in verschiedener Form, mit
und ohne impermeable Lage, angewendet werden kann, soll nicht
bloss von den Unterleibsorganen, sondern auch vom Kopf das Blut
nach der Haut ableiten und deshalb als Hypnotikum zu verwerten
sein. Ich muss gestehen, dass ich von den viel gerühmten hypnotischen Leistungen des Neptungürtels bei Schlafmangel sehr wenig
gesehen habe, und dass ich sehr geneigt bin, dieselben, soweit
sie überhaupt vorkommen, auf Suggestion zurückzuführen. Eher
glaube ich von abends nach dem zu Bettegehen angelegten
feuchten Wadenbinden, welche durch feuchte Strümpfe sich ersetzen lassen, ableitende und beruhigende Wirkungen bei Kon-
gestions- und Erregungszuständen des Gehirns beobachtet zu haben.

Es dürfte aus dem Vorstehenden erhellen, dass eine wirksame
hydriatische Behandlung bei Neurasthenie und Hysterie weder einen
komplizierten Apparat erheischt, noch ein sehr eingreifendes, die
Kräfte des Organismus hochgradig in Anspruch nehmendes Verfahren darstellen muss. In der Tat handelt es sich bei dem
hydriatischen Verfahren, wie es die geläuterte Erfahrung der
neueren Zeit als für Nervenschwache geeignet ausgebildet hat, im
wesentlichen nicht um die Anwendung ganz kalten, sondern nur
kühlen bis lauen Wassers und um mässige mechanische Reize;
die Gefahr einer Überreizung des geschwächten und abnorm erregbaren Nervensystems ist hierdurch ganz ausserordentlich reduziert. Im übrigen erheischt die Anwendung jeder Wasserkur fortgesetzte ärztliche Überwachung; es müssen die Wirkungen, welche
die einzelne angewandte Prozedur auf das Befinden des Patienten
ausübt, stetig kontrolliert werden; nur hierdurch lässt sich eine
völlig genaue Anpassung des Verfahrens an den individuellen Zustand erzielen und hiermit eine Herbeiführung unerwünschter
Wirkungen im Laufe der Behandlung vermeiden.

In neuerer Zeit hat man verschiedenfach versucht, die Wirkungen der Hydrotherapie mit denen der Mechanotherapie durch
den Gebrauch von Badeformen mit bewegtem Wasser zu vereinigen.
Bei denselben wird das Badewasser als Ganzes durch einen Motor
in mehr oder minder starke Bewegung versetzt, durch welche eine
Art allgemeine Massage ausgeübt wird, oder die Bewegung des
Wassers derart eingeschränkt, dass sie sich gegen einzelne Körperteile, Unterleib, Rücken z. B., dirigieren lässt und so eine gewisse
lokale Massage auszuüben vermag. Die Technik hat auf dem in
Rede stehenden Gebiete schon sehr Beachtenswertes geleistet; man
hat künstliche Wellen-, Quell- und Flussbäder, sowie besondere
Massagebäder (Preiss, Elgersburg) konstruiert. Unter den Wellen-
bädern zeichnet sich das Höglauer'sche durch sinnvolle Konstruktion und einfache Anwendungsweise aus; dasselbe gestattet,
das Badewasser in abstufbare und bei maximaler Leistung sehr
kräftige Wellenbewegungen zu versetzen. Nach einem Berichte
E. Meyer's wurden in der von Professor Brieger geleiteten
Universitätsanstalt für Hydrotherapie in Berlin durch den Gebrauch
des Höglauer'schen Wellenbades bei Neurasthenischen günstige
Erfolge erzielt; auch Professor Cornet (Reichenhall) rühmt die
Vorteile dieser Badeform.

Das Wellenbad ist meines Erachtens sehr wohl geeignet, bei
Neurasthenischen und Hysteroneurasthenischen Dienste zu leisten,
zumal sich die Wirkung desselben durch Salz- oder Solezusatz
der des Seebades noch mehr annähern lässt. Bezüglich der besonderen Erkrankungsformen, bei welchen das Wellenbad anderen
Badeformen vorzuziehen ist, müssen jedoch erst noch weitere Erfahrungen gesammelt werden.

Wir müssen hier noch zweier Instrumente gedenken, welche
es uns ermöglichen, Wasser zur Anwendung eines lokalen thermischen Reizes zu verwerten. Diese Instrumente sind die von
Winternitz in die Praxis eingeführte Kühlsonde (Psychrophor)
und der Mastdarmkühlapparat. Die Kühlsonde ist ein Katheter
à double courant ohne Fenster und mit einem Zu- und Ablauf-
schlauche versehen, durch welchen man Wasser von einer Temperatur
von 20—10° R in der Dauer von höchstens 12 Minuten durch-
fliessen lässt; beim Gebrauche wird dieselbe bis an den Blasenhals

eingeführt. Hierdurch wird die Schleimhaut der Pars prostatica
der Harnröhre mit dem Caput gallinaginis und seinen Ringmuskeln
dem mechanischen Einflusse des Druckes und dem thermischen der
gewählten Temperatur ausgesetzt. Die Kühlsonde findet bei sexuellen
Schwächezuständen ausgedehnte Verwendung, und es ist auch nicht
zu leugnen, dass sie bei krankhaften Samenverlusten und präzipi-
tierter Ejakulation häufig gute Dienste leistet. Es fehlt aber beim
Gebrauche des Instrumentes auch nicht an Misserfolgen und nur
temporären Besserungen. Dazu kommt der Umstand, dass die
Einführung der Kühlsonde in den in Betracht kommenden Fällen
zumeist durch eine bedeutende Überempfindlichkeit der ganzen
Harnröhre oder des prostatischen Teiles derselben erschwert wird
und sich infolge dieser Hyperästhesie unangenehme Neben- und
Nachwirkungen (Ohnmachtsanwandlungen) nicht sicher vermeiden
lassen. Bei sehr empfindlichen und ängstlichen Patienten empfiehlt
es sich daher, an Stelle des Psychrophors zunächst den Mastdarmkühlapparat zu verwenden, welcher in bezug auf Abkühlung auf
die Pars prost. ähnliche, wenn auch minder intensive Wirkungen
wie die Kühlsonde ausübt. Der Mastdarmkühlapparat besteht aus
einem ausgehöhlten, mit Zu- und Ablaufrohr verbundenen Metall-
zapfen von verschiedener Form, der wohl eingefettet in den Mastdarm eingeführt wird. Man lässt durch denselben Wasser in der
Temperatur von 15—8° in der Dauer von 10–30 Minuten strömen.
Dem Psychrophor gegenüber hat der Mastdarmkühlapparat den
besonderen Vorteil, dass man die Anwendung desselben dem
Patienten völlig überlassen kann, was bei dem Psychrophor nur
ausnahmsweise der Fall ist.

VI. Badekuren (Balneotherapie).

Der Hydrotherapie schliessen sich in ihren Wirkungen zunächst
die kalten Seebäder an. Neben dem Einflusse der Seeluft, den
wir bereits besprochen haben, kommen bei den Seebädern als
therapeutisch wirksame Faktoren in Betracht: der thermische
Reiz des kalten Wassers, der Salzgehalt des letzteren und der
intensive mechanische Reiz des Wellenschlages. Diese drei Faktoren,
deren Intensität bei den einzelnen Seebädern in beträchtlichem

Umfange schwankt, verursachen durch ihre gemeinschaftliche und
gleichzeitige Einwirkung eine mächtige Erregung der Hautnerven,
die auch erhebliche Wirkungen in den Zentralorganen auszulösen
imstande ist. Daneben findet als Folge der Hautreizung zunächst
Kontraktion der Hautgefässe und Verdrängung des Blutes nach den
inneren Organen, später eine reaktive Erweiterung der Hautgefässe
statt, wodurch Rötung und vermehrte Blutfüllung der Haut unter
Entlastung der inneren Organe herbeigeführt wird[1]. Die Details
der zentralen Vorgänge, welche durch die Erregung der Hautnerven eingeleitet werden, sind uns noch ganz und gar unbekannt,
nach den Erfolgen zu schliessen müssen dieselben vielfach als
günstige, die Energie und Leistungsfähigkeit der Zentralorgane
erhöhende bezeichnet werden. Andererseits ist es aber auch naheliegend, dass so intensive Einwirkungen auf das Nervensystem
nicht von Jedermann und am allerwenigsten von jedem der uns
hier beschäftigenden Leidenden gut ertragen werden. Schon unter
den als gesund betrachteten Personen finden sich manche, auf
welche Seebäder, wie überhaupt kalte Bäder, ungünstig wirken.
Unter den Neurasthenischen und Hysterischen ist der Prozentsatz
derjenigen, die sich für den Gebrauch der kalten Seebäder nicht
eignen, ein verhältnismässig sehr erheblicher. Der Gebrauch der
kalten Seebäder erheischt immer ein gewisses Maass körperlicher
Rüstigkeit. Sehr magere, anämische und körperlich heruntergekommene Individuen sind nicht imstande, die durch das Seebad
herbeigeführten Wärmeverluste genügend auszugleichen; sie kommen
dabei herunter, verlieren Appetit und Schlaf und erfahren statt
einer Kräftigung eine entschiedene Verschlechterung ihres Zustandes.
Auch für diejenigen Fälle, in welchen die Erscheinungen gesteigerter
Erregbarkeit vorwalten, die Fälle mit anhaltender Schlaflosigkeit,
Schmerzen und Parästhesien, Herzklopfen, Krampfanfällen, sowie

---

[1] Preyß betont mit Recht, dass bei dem kalten Seebade nicht lediglich die Einwirkung der Wassermassen auf den Körper in Betracht kommt.
Nach jeder Welle, welche über den Körper hinweggeht, ist ein grösserer oder
kleinerer Teil desselben der Luft ausgesetzt, so dass der Badende tatsächlich
neben dem Wasser auch ein Luftbad nimmt. Dadurch wird die Reizwirkung
der einzelnen Wellen erhöht, bei sehr windigem und kaltem Wetter aber das
Seebad leicht von nachteiligem Erfolge.

bei Neigung zu Kongestionen nach dem Kopfe ist der Gebrauch
der kalten Seebäder kontraindiziert, ebenso meines Erachtens bei
allen schwereren myelasthenischen Zuständen. Am besten eignen
sich für diese Kur gut genährte und in gutem Kräftezustande
stehende Personen, bei welchen vorwaltend Erscheinungen nervöser
Erschöpfung mässigen Grades bestehen. Man kann daher auch
sagen, dass, wenn dem Seebad zweifellos eine ganz entschieden
nervenstärkende Wirkung zukommt, dieselbe doch nur da sich
entfaltet, wo das Nervensystem keiner zu grossen Aufhilfe bedarf. Vielfach ist dem Seebad eine spezielle Einwirkung auf die
Migräne zugeschrieben worden, indes kommt nach meinen Beobachtungen dem Seebade bei diesem Leiden nur eine palliative
Wirkung zu, die ebenso leicht durch andere Bäder und Luftkuren
erzielt wird. Bezüglich der für Deutschland zunächst in Betracht
kommenden Ost- und Nordseebäder ist zu bemerken, dass die
Ostsee im allgemeinen durch geringeren Salzgehalt und schwächeren
Wellenschlag von der Nordsee sich unterscheidet. Die Wirkungen
der Ostseebäder sind daher im allgemeinen minder energisch und
diese Bäder vorzuziehen, wo man es mit minder robusten und dabei
reizbaren Individuen zu tun hat, denen man jedoch noch genügende
Reaktionsfähigkeit für den Gebrauch von Seebädern zutraut. Die
geeignetste Badezeit für die Nordseebäder bilden Juli und August,
für die Ostseebäder der August.

In vielen Fällen, in welchen der Gebrauch kalter Seebäder
nicht ertragen wird, lassen sich gewärmte mit Vorteil verwenden;
man findet deshalb an den meisten Seebadeorten Einrichtungen für
den Gebrauch dieser Art von Bädern. In ihrer Wirkung gleichen
diese natürlich vollkommen den Solbädern von entsprechender
Konzentration. Diese Bädergattung verdient nach meinem Dafürhalten eine grössere Beachtung, als ihr bisher bei der Behandlung
nervöser Schwächezustände gezollt wurde. Man hat sie hier entschieden mit Unrecht den Stahlbädern und indifferenten Thermen
gegenüber vernachlässigt. Darüber, dass bei den Solbädern neben
der Temperatur nur der Gehalt an Kochsalz und sonstigen Chlo-
riden und Salzen, bei einzelnen auch an Kohlensäure, für die therapeutische Wirkung in Betracht kommt, besteht zur Zeit wohl nicht
der geringste Zweifel mehr. Es kann deshalb hinsichtlich der

6*

Wirksamkeit zwischen natürlichen und entsprechend hergestellten künstlichen Solbädern keinerlei Unterschied obwalten. Dieser Umstand, sowie die ausserordentliche Einfachheit der Herstellung künstlicher Solbäder sollten diesen in der Therapie der Nervenschwäche zu ausgedehnter Verwertung verhelfen. Die Details der Wirkungen, welche die Vereinigung des chemischen und thermischen Hautreizes beim Solbade auf die Zentralorgane ausübt, sind uns ebenfalls im wesentlichen noch unbekannt [1]). Nach meinen Beobachtungen an einer grossen Anzahl von Kranken, bei welchen ich diese Bäder in einer Temperatur von 25—27 ° R in Gebrauch zog, kommen denselben zum Teil beruhigende, zum Teil stimulierende, die Energie der Nervenzentren erhöhende Wirkungen zu. Dieselben verursachen ferner eine Steigerung des Appetits und hierdurch, z. T. vielleicht auch durch Beeinflussung des Stoffwechsels [2]), eine Verbesserung der Allgemeinernährung. Die Anwendung der Solbäder ist daher namentlich da indiziert, wo wir, nach dem Gesamtzustande des Nervensystems zu schliessen, nur mässige Reize zur Einwirkung gelangen lassen dürfen und zugleich die Ernährung heben müssen, also bei heruntergekommenen, blutarmen, entkräfteten Personen, insbesondere, wenn der Appetit darniederliegt. Ob die Erscheinungen von seiten des Nervensystems mehr den Charakter der Schwäche oder mehr den der Erregung tragen, dies muss bei Bestimmung der Dauer sowohl als der Temperatur des Bades entsprechend berücksichtigt werden; bei mehr vorwaltenden Reizerscheinungen wendet man am besten länger dauernde und

---

[1]) Nach Versuchen von Beneke, Santlus und Voigt wird durch Solbäder die Empfindlichkeit der Haut für Berührungs-, Druck- und Temperaturreize gesteigert (und zwar nach Voigt beträchtlicher als durch das einfache Warmwasserbad).

[2]) Die bisherigen Untersuchungen haben uns noch keine genügende Aufklärung über die Stoffwechselveränderungen unter der Einwirkung der Solbäder verschafft. Die Befunde der einzelnen Beobachter differieren z. T. erheblich, auch schwankt die Beeinflussung des Stoffwechsels mit dem Salzgehalte der Badeflüssigkeit. Eine Steigerung des Stoffwechsels ist durch die Untersuchungen Kellers und Robins nur für die Periode nach dem Gebrauch der Bäder als Nachwirkung festgestellt. Der unmittelbare Einfluss der Bäder auf den Stoffwechsel mag nach den Befunden einzelner Beobachter eher entgegengesetzter Natur sein.

etwas wärmere Bäder (27—28 ⁰ R., 15—30 Minuten), bei vorherrschenden Schwächesymptomen kürzere, 10—15 Minuten dauernde
und, sofern keine Gegenanzeige besteht, auch etwas kühlere Bäder
an (25—26 ⁰ R) [1]).

Bei dem Gebrauche der natürlichen Solbäder an Solbade-
orten kommt natürlich für den Heilerfolg neben der Bäderwirkung
der Einfluss der klimatischen und sonstigen örtlichen Verhältnisse
sehr in Betracht. Dieser Umstand ist bei der Auswahl unter der
grossen Anzahl in Deutschland, Österreich und der Schweiz vorhandener Solbäder sehr zu berücksichtigen. Manche dieser Orte
eignen sich wegen ihrer klimatischen Verhältnisse im Sommer
wenigstens für Nervenleidende ganz und gar nicht. Besonders
empfehlenswert scheinen mir von den in Betracht kommenden
Orten in Süddeutschland Baden-Baden, Tölz, Adelholzen, Traun-
stein, in Österreich Ischl, Gmunden, Aussee, Hallein, ausserdem
noch in Deutschland Homburg und Nauheim.

Die bereits erwähnte Anschauung, die in der Blutarmut die
Hauptquelle aller nervösen Übel unserer Zeit erblickt, andererseits
der Glaube an eine besondere Heilwirksamkeit der Stahlbäder bei
Chlorose und Anämie haben diesen Bädern zu einer Rolle in der
Behandlung der nervösen Schwächezustände verholfen, welche
zweifellos ausser Verhältnis zu ihrer wirklichen Bedeutung steht.
Die Menge nervenschwacher Frauen, die sich alljährlich in den
Stahlbädern zusammendrängt, zeigt dies sehr deutlich. Dass für
die Wirkung des Stahlbades neben dem Einflusse der Temperatur
nur der durch die Kohlensäure ausgeübte Hautreiz in Betracht
kommt und eine Resorption von Eisen durch die Haut nicht statt

---

[1]) Zur Herstellung eines mittleren Solbades wird ein Kochsalzgehalt
von 2—3⁰/₀ beansprucht. Es ergibt dies bei dem Wassergehalt eines Bades
von 300 Litern einen Bedarf von 12 Pfund. Indes ist vielfach wenigstens mit
einem geringeren (1—1¹/₂⁰/₀igen) Salzgehalte auch schon eine ausreichende
Wirkung zu erzielen. Bei sehr reizbarer Haut verbietet sich sogar ein stärkerer
Salzzusatz. Ob man zur Herstellung des Solbades, wie es bei uns üblich ist,
Sole oder Mutterlauge nimmt, oder einfaches Kochsalz (Viehsalz) oder eines
der verschiedenen Badesalze (Stassfurter oder Orberbadesalz) oder endlich
Meersalz benützt, macht keinen Unterschied. Ich ziehe im allgemeinen Zusatz
des einen oder anderen der erwähnten Salze vor, weil hierbei eine Täuschung
bezüglich der Konzentration wie bei Solezusatz nicht statthaben kann.

hat, kann derzeit als völlig feststehend betrachtet werden. Wodurch dieser Tatsache gegenüber die besonderen Heilwirkungen der Stahlbäder bei Anämie herbeigeführt werden sollen, ist gänzlich unerfindlich. In der Tat sprechen meine eigenen Beobachtungen deutlich dafür, dass bei anämischen Nervenleidenden durch Solbäder im wesentlichen jedenfalls die gleichen Resultate wie durch Stahlbäder zu erzielen sind. Der Wirkungsbereich letzterer erfährt übrigens den einfachen Solbädern gegenüber eine wichtige Beschränkung, sofern wenigstens die gasreicheren derselben bei vorherrschenden Erregungszuständen des Nervensystems (Neigung zu Konvulsionen, Schlaflosigkeit etc.), sowie bei Neigung zu Kongestionen nach dem Kopfe kontraindiziert sind. Auch bei dem Gebrauche der indifferenten Thermen spielt heutigen Tages noch manches Vorurteil mit. Wir wollen die Heilwirkungen dieser Bädergattung bei den hier in Betracht kommenden Leiden keineswegs in Zweifel ziehen; allein dafür, dass den Bädern selbst, die von den sogenannten indifferenten Thermen geliefert werden, gegenüber dem gewöhnlichen einfachen Wasserbade von gleicher Temperatur besondere Vorzüge zukommen, ist vorerst noch keinerlei Beweis beigebracht. Was man zugunsten einer spezifischen Wirkung der Thermalwässer angeführt hat, die natürliche Wärme derselben, den Mangel an festen Bestandteilen, besondere elektrische Eigenschaften, diese Dinge haben bisher bei einigermassen kritisch angelegten Gemütern keinen Anklang finden können. Man ist vielmehr zu der Überzeugung gelangt, dass das, was einer Thermalbadekur an besonderer Wirkung gegenüber dem Gebrauche gewöhnlicher Warmwasserbäder am Domizil des Kranken zukommt, auf den Einfluss der klimatischen Verhältnisse des Badeortes, die veränderte Lebensweise des Patienten und ähnliche Umstände zurückzuführen ist. Manche dieser Thermen sind denn auch zugleich vorzügliche klimatische Kurorte, und so erklärt es sich, dass nicht selten Nervenleidende nur dann von dem Aufenthalte an Thermalorten Nutzen ziehen, wenn sie keine oder nur sehr wenige Bäder gebrauchen. Die Indikationen für den Gebrauch der Thermen bei Neurasthenie und Hysterie sind im wesentlichen die gleichen, wie die der Solbäder. Die Temperatur der einzelnen Thermalquellen ist ein ganz irrelevanter Faktor, da durch entsprechende Abkühlung den Anforderungen des einzelnen Falles überall Genüge geleistet werden kann und geleistet wird.

Von manchen Seiten wird für heruntergekommene, leicht frierende Nervenschwache der Gebrauch der Moorbäder empfohlen. Doch erweisen sich die Wirkungen dieser Bäder bei den genannten Leidenden keineswegs immer als günstige. Die Anwendung derselben wird wohl am besten auf die Fälle beschränkt, in welchen chronische entzündliche Affektionen der Beckenorgane bestehen, deren Rückbildung angeregt werden soll.

Ich kann meine Bemerkungen über den Gebrauch von Bädern bei den in Rede stehenden Leiden nicht schliessen, ohne wenigstens in Kürze des Gebrauches der Fluss- und Binnenseebäder zu gedenken. Die Scheu, welche noch in weiten ärztlichen Kreisen vor dem Gebrauche dieser Bäder bei funktionellen Nervenleiden besteht, ist im grossen und ganzen eine ungerechtfertigte. Es lässt sich nach meinen Erfahrungen nicht bezweifeln, dass auch durch diese Bäder in geeigneten Fällen sehr günstige Erfolge erzielt werden. Ist auch die Wärmeentziehung in dem kalten Fluss- und Seebade eine beträchtlichere als in einem entsprechend temperierten Wannenbade, so ist andererseits auch nicht zu leugnen, dass durch die Möglichkeit energischer Muskelaktion dieser Umstand eine ausreichende Kompensation findet. Zu berücksichtigen ist ferner, dass die Fluss- und Seebäder nicht unter allen Umständen zu den kalten Bädern zu zählen sind; einzelne unserer Binnengewässer erreichen in den Hochsommermonaten eine Temperatur bis zu 22° R. In der nächsten Nähe Münchens sind z. B. in dieser Beziehung nennenswert von Flüssen die Würm und die Amper, von den Seen insbesondere der Staffelsee. So können bei geeigneter Temperatur Fluss- und Seebäder von kurzer Dauer nicht bloss von gutgenährten, sondern auch von zarten, blutarmen Neurasthenischen und Hysterischen mit augenscheinlich gutem Erfolge gebraucht werden. Binnenseebäder wirken im allgemeinen bei gleicher Temperatur milder und werden besser ertragen als die Flussbäder. Besucher unserer Voralpenseen können sich oft genug davon überzeugen, dass junge, zarte Mädchen bei einer Seetemperatur von 13 und 14° R Bäder ohne irgend welchen Nach-

teil gebrauchen, während Flussbäder von gleicher Temperatur zumeist ungünstig wirken würden.

VII. Elektrische Behandlung.

Zu den in der Therapie der Neurasthenie und Hysterie am
meisten in Anspruch genommenen Heilagentien zählt auch die
Elektrizität. Seit etwa 15 Jahren sind manche Stimmen laut geworden, welche die Erfolge der Elektrizität im allgemeinen und
ganz besonders bei den sogenannten funktionellen Nervenleiden
auf Suggestion zurückführen wollen. Es ist hier nicht der Platz,
ausführlich darzulegen, was an dieser Aufstellung Wahrheit und
Irrtum ist. Soweit die uns hier beschäftigenden Leiden in Betracht kommen, ist nicht zu leugnen, dass in einem Teile der
Fälle, speziell bei Hysterischen, die bei Verwendung der Elektrizität
erzielten Heilresultate auf psychischem Wege zustande kommen.
Es wäre jedoch ein verhängnisvoller Irrtum, wenn man deshalb
annehmen wollte, dass die Elektrotherapie auch bei Neurasthenie
überhaupt nur auf suggestivem Wege nütze und die Art und der
Ort der Anwendung an sich gleichgültig seien. Eine vieljährige
Erfahrung hat mir zur Genüge dargetan, dass volles Vertrauen in
die Heilkraft der Elektrizität ungünstige Wirkungen nicht hintan
zu halten vermag, wenn die Applikationsweise eine ungeeignete
ist, und andererseits auch da, wo die elektrische Behandlung zunächst nur mit Furcht und Misstrauen hingenommen wird, durch
ein der Sachlage wohl angepasstes Verfahren sich günstige Erfolge
erzielen lassen. Man darf sich jedoch die Aufgabe, die bei der
elektrischen Behandlung der hier in Frage stehenden Krankheiten
sich uns darbietet, nicht als eine sehr einfache und leichte vorstellen. Haben wir es mit Neurasthenischen zu tun, so können
das oft langjährige Bestehen des Leidens, der Wechsel der hervor-
stechendsten Symptome, Unklarheit betreffs des Ausgangspunktes
mancher der zu bekämpfenden Störungen, Eigentümlichkeiten der
Reaktion auf elektrotherapeutische Einwirkungen, Ängstlichkeit und
Vorurteile der Leidenden und noch andere Umstände uns Schwierigkeiten in Hülle und Fülle bereiten, deren Überwindung die voll-
endetste Sachkenntnis, Umsicht und Ausdauer erheischt. Auch

wo es sich um Bekämpfung spezifisch hysterischer Symptome handelt und wir lediglich zu suggestiven Zwecken von der Elektrizität Gebrauch machen wollen, genügt zumeist nicht ein blindes Hineingreifen in das elektrotherapeutische Armamentarium. Auch hier muss das Verfahren den bestehenden Symptomen und der geistigen Individualität des Kranken angepasst werden. Man sieht häufig genug, dass eine Elektrisationsmethode fehl schlägt, während eine andere die gewünschte Wirkung erzielt.

In die Elektrotherapie der Neurasthenie und Hysterie hat in den letzten Jahren eine Anzahl von Verfahren Aufnahme gefunden, deren Anwendung ein kompliziertes und kostspieliges Instrumentarium erheischt und deshalb vorerst sich im wesentlichen auf physikalische Heilanstalten und die spezialistische Praxis beschränkt. Im folgenden werden wir lediglich die älteren elektrotherapeutischen Methoden eingehender berücksichtigen, die allgemeinere Verwertung finden können und deshalb für den Praktiker in erster Linie in Betracht kommen.

Unter den hier anzuführenden Prozeduren bildet die Galvanisation des Kopfes eine der wichtigsten. Sie ist in erster Linie am Platze in den Fällen, in welchen lediglich oder entschieden vorwaltend cerebrasthenische Erscheinungen bestehen; ferner lässt sich dieselbe in mittelschweren Fällen allgemeiner Neurasthenie mit Vorteil abwechselnd mit der Galvanisation des Rückenmarkes verwerten. Von Symptomen, welche hierdurch speziell beeinflusst werden, sind zu nennen: in erster Linie Kopfschmerz und die verschiedenen abnormen Sensationen im Kopfe, die als Druck, Eingenommenheit, Schwere etc. bezeichnet werden, Neigung zu Schwindel und Kongestionen nach dem Kopfe, geistige Impotenz, pathologische Angstzustände und Gemütsdepression. Bei keiner anderen elektrotherapeutischen Prozedur erweist sich jedoch die Art der Ausführung so wichtig für den Erfolg als hier. Dieselbe Art der Einwirkung, die im einen Falle ganz eminenten Nutzen schafft, ist geeignet, in einem anderen, anscheinend ähnlich gelagerten zu schaden. Die Individualisierung kann hier nicht zu weit getrieben werden.

Betreffs der anzuwendenden Stromstärke und Sitzungsdauer müssen wir zunächst einen Umstand berücksichtigen, auf welchen ich bereits vor vielen Jahren hingewiesen habe, die differente Empfindlichkeit für den galvanischen Strom in den einzelnen Fällen von Gehirnasthenie. Wir können in dieser Hinsicht drei Formen von Gehirnerschöpfung unterscheiden, solche mit normaler oder annähernd normaler, solche mit gesteigerter und solche mit herabgesetzter Empfindlichkeit für den galvanischen Reiz. Welche der drei Formen von Gehirnasthenie im einzelnen Falle vorhanden ist, ist nicht immer a priori zu entscheiden, sondern lässt sich öfters erst durch den Versuch ermitteln. Im allgemeinen lässt sich sagen, dass bei apathischen oder melancholisch verstimmten, schlechtgenährten Neurasthenischen meist die galvanische Empfindlichkeit herabgesetzt ist. Bei diesen Kranken können Stromdichten bis zu $\frac{6 \text{ m a}}{90 \text{ cm}}$ und eine Sitzungsdauer bis zu 10 Minuten und selbst darüber angewendet werden. Ich habe mich in einer Anzahl derartiger Fälle davon überzeugt, dass die Wirkung der Galvanisation des Kopfes mit der Steigerung der Stromstärke und der Sitzungsdauer bis zur angegebenen Grenze anwuchs.

Die gesteigerte Empfindlichkeit für den galvanischen Strom finden wir dagegen vorzugsweise bei jüngeren, gut genährten Personen von leicht erregbarem Naturell mit lebhaftem Gesichtskolorit und Neigung zu Fluxionen nach dem Kopfe. Bei derartigen Individuen kann unter Umständen eine Stromdichte von $\frac{0.3 \text{ m a}}{90 \text{ cm}}$ bereits unangenehme Sensationen hervorrufen. Hier lassen sich demnach im allgemeinen zunächst nur sehr geringe Stromdichten $\left(\frac{0.5 \text{ m a}}{90 \text{ cm}}\right.$ und darunter bis zu $\left.\frac{0.2 \text{ m a}}{90 \text{ cm}}\right)$ bei sehr kurzer Sitzungsdauer (eine Minute und weniger) anwenden[1]). Die Stromdichte, die ich in Fällen mittlerer Erregbarkeit anwende, schwankt zwischen $\frac{1-2 \text{ m a}}{90 \text{ cm}}$ [2]), die Sitzungsdauer von 2—4 Minuten. In jedem Einzelfalle ist es dringendst anzuraten, mit geringer Stromdichte und kurzer Sitzungsdauer zu beginnen; erst nachdem die Empfindlichkeit für die elektrische Einwirkung festgestellt ist, kann man ohne Risiko die

---

[1]) Bei Besserung des Zustandes verringert sich in diesen Fällen gewöhnlich die gesteigerte Empfindlichkeit für den konstanten Strom in sehr deutlicher Weise, so dass später stärkere Ströme bei längerer Sitzungsdauer angewendet werden können.

[2]) Bei allen diesen Stromdichteangaben habe ich den Querschnitt meiner Elektroden zu 13 × 7 im Mittel angenommen.

angewandte Stromintensität und Sitzungsdauer eventuell steigern. Was die Stromrichtung anbelangt, so mache ich gewöhnlich nur von der longitudinalen Stromeinleitung (von der Stirne zum Nacken, resp. Hinterhaupt) Gebrauch, und zwar verwende ich, unbekümmert um die von manchen Seiten geäusserten theoretischen Bedenken gegen meine diesbezüglichen Anschauungen, in Fällen, in welchen ein anämischer Zustand des Gehirns vorauszusetzen ist, aufsteigende, in allen übrigen Fällen absteigende Ströme. Meine therapeutische Erfahrung hat die Zweckmässigkeit dieses auf meine bekannten experimentellen Beobachtungen ursprünglich basierten Verfahrens in ausreichendem Maasse erhärtet. Als leitenden Grundsatz muss ich es hinstellen, dass nach der Sitzung keinerlei unangenehme Empfindungen auftreten dürfen; wo solche sich geltend machen, war die Art der Applikation ungeeignet. Ferner muss ich hier auf einen Umstand aufmerksam machen, dessen Berücksichtigung indes nicht bloss bei der Galvanisation des Kopfes, sondern bei der Vornahme jeder elektrotherapeutischen Prozedur sehr wünschenswert ist: es ist dies die Gemütsverfassung des Patienten. Nicht ganz selten bekunden Patienten der bevorstehenden elektrischen Behandlung gegenüber eine hochgradige Angst, die durch ganz unsinnige Vorstellungen über die Art und Wirkungen dieser herbeigeführt ist. Diese Angst kann selbst zu Ohnmachtsanwandlungen führen; es ist mir sogar bei Männern, von welchen man derartiges gewiss nicht hätte vermuten sollen, vorgekommen, dass sie, während ich die Vorbereitungen für den Beginn der Sitzung traf, auf dem Stuhle, auf dem sie Platz genommen hatten, sich nur mühsam aufrecht zu halten vermochten, so sehr hatte die Angst vor dem Bevorstehenden sie überwältigt. In derartigen Fällen muss zunächst von der Vornahme irgend welcher elektrischer Applikationen abgesehen und der Patient beruhigt werden, sonst wird jedenfalls die Wirkung der vorhandenen gemütlichen Erregung — eine etwa eintretende Ohnmacht — auf die Rechnung der Elektrisierung gesetzt; auch sind wir nicht in der Lage, unter derartigen Verhältnissen zu einer Klarheit über die Wirkungen der angewandten Prozedur zu gelangen.

Die Galvanisation am Rücken (längs der Wirbelsäule) ist nächst der des Kopfes die am häufigsten zu verwertende unter den lokalen Behandlungsmethoden; sie ist speziell indiziert bei Myelasthenie und Rhachialgien und lässt sich, wie bereits erwähnt wurde, bei allgemeiner Neurasthenie neben der Behandlung des Kopfes anwenden. Unter den verschiedenen Methoden der Rückengalvanisation (horizontale, einfache Längsdurchströmung, Längsdurchströmung mit Einschluss des Halssympathikus) habe ich seit Jahren die horizontale Stromeinleitung bei den hier in Rede stehenden Zuständen bevorzugt und, wie ich glaube, mit Nutzen. Ich lasse den einen Pol, während die Hals- und obere Hälfte der Dorsalwirbelsäule bestrichen wird, am Sternum, während des Begehens der übrigen hier in Betracht kommenden Teile der Wirbelsäule (abwärts bis zum dritten Lendenwirbel) oberhalb des Nabels plazieren. An der Wirbelsäule wird die Elektrodenplatte entweder von unten nach aufwärts oder umgekehrt und zwar immer um eine Plattenlänge verschoben und hierbei an jeder einzelnen Stelle 20—30 Sekunden belassen; sind einzelne Teile des Rückenmarkes speziell affiziert (z. B. das Lendenmark), oder erweist sich ein Teil der Wirbelsäule besonders schmerzhaft, so wird diesem eine besondere Berücksichtigung durch längere Applikation gewidmet. Die Gesamtdauer der Sitzung lasse ich im allgemeinen nicht über fünf Minuten betragen. Was die Stromstärke anbelangt, so genügt gewöhnlich eine Stromstärke von 3 – 5 Mill. Amp. Als passendste Elektrodengrösse habe ich Platten von 5 $\times$ 10 Metallfläche gefunden. Die von mir verwendeten Stromdichten schwanken demnach von $\frac{2-5\ \text{m a}}{50\ \text{cm}}$. Die Anwendung grösserer Platten hat namentlich bei mageren Personen keinen Vorteil, da sie nur partiell anliegen. Bei der Verschiebung der Platten am Rücken ist der differente Hautwiderstand über verschiedenen Partien der Wirbelsäule sehr zu berücksichtigen, die Erzielung der gleichen Stromdichte erheischt oft an verschiedenen Stellen der Wirbelsäule eine sehr verschiedene Zahl von Elementen. Die Auswahl des am Rücken zu applizierenden Poles ist nur von Belang, wenn ausgesprochene spinale Reizerscheinungen vorhanden sind; alsdann ist die Anode am Rücken indiziert.

Von den übrigen hier noch in Betracht kommenden lokalen

Prozeduren müssen wir zunächst die Galvanisation am Halse berühren. Diese Prozedur leistet uns in vielen Fällen gegen gewisse, sogleich zu erwähnende Symptome bedeutende Dienste. Dieselbe ist in erster Linie indiziert bei allen Arten nervöser Störung der Herztätigkeit (beschleunigter, unregelmässiger oder verlangsamter Herztätigkeit), ferner bei all' den verschiedenartigen abnormen, auf das Herz bezogenen Sensationen (Gefühlen des Vibrierens, Zusammenpressens etc.), bei Schmerzzuständen in der Herzgegend vom einfachen Wehgefühle bis zur überwältigenden Angina pectoris, bei Angstanfällen mit Gefühlen von Druck und Beklemmung auf der Brust oder speziell in der Herzgegend (Präkordialangst), endlich bei nervösem Asthma. Da diese Erscheinungen sich in zahlreichen Fällen finden, ist zur Verwertung der Galvanisation am Halse reichliche Gelegenheit vorhanden. Die Behandlungsmethode hat, nach meinem Dafürhalten wenigstens, in ihrer therapeutischen Wirkung mit dem Sympathikus nichts zu tun, sie ist praktisch eine Galvanisation des Vagus; ich wende dieselbe immer aufsteigend (+ Pol am Innenrande des Sternokleidomastoid oberhalb des Manubrium sterni, — Pol am Unterkieferwinkel) in einer Dauer von $1^{1}/_{2}$—3 Minuten beiderseits an. Die Stromstärke, welche ich verwende, beträgt $^{1}/_{2}$—2 Mill. Amp., die Dimension der hierbei benützten Elektrodenplatten 4×2, was eine ganz ansehnliche Stromdichte ergibt. Der Erfolg der Applikation zeigt sich sehr häufig in einer unmittelbaren Erleichterung; in einzelnen Fällen bedarf es jedoch einer Anzahl von Sitzungen, bis deutliche bessernde Wirkungen zum Vorschein kommen.

Zur Elektrisation des Magens und Darmes gibt die nervöse Dyspepsie, die habituelle Obstipation und die Tympanie der Hysterischen Veranlassung. Bei nervöser Dyspepsie ist nach meinen Wahrnehmungen der galvanische Strom im allgemeinen vorzuziehen. Ich appliziere eine sehr grosse Elektrode (12×28) an der vorderen Bauchwand in der Magengegend, eine kleinere in annähernd gleicher Höhe am Rücken, bei einer Stromstärke von 5—15 Mill. Amp. Manche rühmen die Erfolge der Galvano-Faradisation. Bei habitueller Obstipation empfiehlt sich energische Faradisation des Bauches, die in verschiedener Weise vorgenommen werden kann: durch Applikation zweier grosser stabiler, die Bauchwand zum grössten Teil bedeckender Elektroden (am wenigsten schmerzhaftes Verfahren); durch Applikation einer grossen stabilen Elektrode am Rücken, einer kleineren (5 × 10) an der vorderen Bauchwand, die man in der Verlaufsrichtung des Kolons mit kräftigem Druck verschiebt; Einführung einer Elektrode in den Mastdarm und Applikation der anderen Elektrode in der eben erwähnten Weise. Letzteres Verfahren ist das wirksamste, aber auch für den Patienten am wenigsten angenehme. Häufige Unterbrechungen und Stromwendungen sind immer notwendig. Auch gegen die hysterische Tympanie ist die Faradisation des Bauches (mit feuchter Elektrode sowohl als mit dem Pinsel) zu verwenden. Bei verschiedenen anderen hysterischen Symptomen lässt sich ebenfalls der konstante oder der faradische Strom mit Erfolg verwerten, so bei hysterischer Lähmung die Faradisation der betreffenden Muskeln, bei hysterischen Anästhesien die faradische Pinselung der betreffenden Hautgebiete, bei hysterischen Arthralgien Galvanisierung der Gelenkgegend, bei anderen hysterischen Algien die Galvanisation des Schmerzbezirkes.

Sehr bedeutende und von Suggestiveinflüssen zum grossen Teile ganz und gar unabhängige Dienste leistet uns die Elektrizität bei Behandlung der sexuellen Schwächezustände. Gegen Pollutiones nimiae und Spermatorrhoe kommen vorzugsweise die horizontale Durchströmung des Lendenmarkes (+ Pol untere Dorsal- und oberste Lendenwirbel, — Pol Abdomen) und absteigende Ströme von der Lendenmarksregion der Wirbelsäule zum Damme zur Verwendung; die Stromdichte soll hierbei $\dfrac{2-5 \text{ Mill. Amp.}}{10 \times 5 \text{ cm}}$, die Sitzungsdauer fünf Minuten nicht übersteigen. Bei länger bestehender Spermatorrhoe ist daneben immer eine lokale Behandlung indiziert. Unter den hier in Betracht kommenden Methoden müssen wir der extra- und intraurethralen Anwendung der Elektrizität in den Fällen, in welchen es sich nicht um chronische Urethritis handelt, die ausgedehnteste Wirksamkeit zuerkennen. Dieselbe leistet aber auch bei chronischer Urethritis oft sehr erspriessliche Dienste. Bei leichteren Graden der Spermatorrhoe genügt öfters schon die äusserliche Applikation (Durchleitung anschwellender faradischer oder kräftiger galvanischer Ströme mit öfteren Wendungen vom Damme zur Symphyse). In der Mehrzahl der Fälle führt jedoch intraurethrale Behandlung rascher und sicherer zum Ziele, und in den schlimmeren Fällen ist solche immer notwendig. Diese innerliche Behandlung geschieht vermittelst einer Katheterelektrode, die bis in die Pars prostat. vorgeschoben wird, während die andere Elektrode in Form einer Platte am Damme plaziert ist. Ich verwende hierzu nur mehr den faradischen Strom. Dieser bietet, intraurethral angewandt, den Vorteil, dass er keine Ätzwirkung entfaltet und bei sachtem Steigern der Stromstärke die Anwendung sehr kräftiger Ströme gestattet, ohne selbst sehr empfindlichen Neurasthenikern Schmerzen oder nur Unbehagen zu verursachen; infolge dieses Umstandes gestattet derselbe immer eine energische Einwirkung auf die Kontraktilität der muskulösen Elemente der Samenausführungsgänge. Die Tatsache, dass selbst bei hyperästhetischer Pars prostat. bei allmählicher Steigerung der Stromintensität Ströme leicht ertragen werden, die an der äusseren Haut intensiven Schmerz verursachen, lässt sich nur dadurch erklären, dass der faradische Strom die Empfindlichkeit der Schleimhautpartien, auf welche er einwirkt, herabsetzt. Bezüglich des konstanten Stromes andererseits sind wir noch im Unklaren, bei welcher Stromdichte Anätzung der Harnröhrenschleimhaut sicher vermieden wird. Mit der intraurethralen Elektrisierung lässt sich mit Vorteil die angegebene äusserliche Behandlung (Durchleitung vom Damme zur Symphyse) mit dem galvanischen oder faradischen Strome und die absteigende Galvanisation vom Lendenmarke zum Damme verbinden.

Die elektrische Behandlung der Spermatorrhoe (nicht gonorrhoischen Ursprungs) lässt nur in wenigen Fällen im Stiche; sie erheischt aber immer Geduld. Ich habe von derselben nie wunderartige Erfolge, sondern immer nur allmähliche Wirkungen gesehen; bei lange bestehender Spermatorrhoe darf man immer mehrmonatliche Behandlung ins Auge fassen.

Bei der irritativen Form der Impotenz ist dieselbe galvanische Behandlung wie bei übermässigen Pollutionen am Platze. Die atonische Form der Impotenz gestattet die Anwendung verschiedener elektrotherapeutischer Methoden und beträchtlicher Stromintensitäten (Galvanisation auf- und absteigend vom Lendenmarke zum

Damme. Durchleitung kräftiger galvanischer und faradischer Ströme
vom Damme zur Symphyse etc.)[1]).

Unter den verschiedenen Methoden elektrischer Allgemeinbehandlung hat die „allgemeine Faradisation" für die Praxis
die grösste Bedeutung erlangt. Dieselbe rührt von den amerikanischen
Autoren Beard und Rockwell her und hat bei uns in Deutschland sich nur sehr allmählich Eingang verschafft. Ich habe bereits
vor 23 Jahren in einer kleinen Schrift[2]) die Aufmerksamkeit unserer
ärztlichen Kreise auf dieselbe zu lenken versucht.

Die Methode Beard's und Rockwell's besteht darin, dass
man den negativen Pol des sekundären Induktionsstromes (Öff-
nungsstromes) in sehr grosser Oberfläche an einer Körperstelle
stabil appliziert und mit dem anderen Pole sukzessive die ganze
Körperoberfläche, am Kopfe beginnend, dann auf Hals, Rücken,
Brust, Bauch, Ober- und Unterextremitäten übergehend, mit einer
grösseren, wohlangefeuchteten Elektrode (etwa 5×10) bestreicht.
Die Applikation der stabilen Elektrode kann in verschiedener Weise
geschehen, in Form eines warmen Fussbades, in welches man die
betreffende Elektrode plaziert, in Form einer grösseren durchwärmten
und angefeuchteten Metallplatte, auf die man die Füsse des Patienten stellen oder denselben sich setzen lässt, auch in Form
einer grossen Rückenelektrode. Die Behandlung des Kopfes geschieht, da sich die Hand besser als irgend ein Instrument dem
Kopfe anschmiegt, allgemein mit der befeuchteten Hand; der Arzt
nimmt dabei die labile Elektrode in die linke Hand und bestreicht
mit der wohlbefeuchteten rechten den Kopf. Auch an den vorderen und seitlichen Halspartien empfiehlt sich der Gebrauch der
befeuchteten Hand sehr. Die Stromstärke wird nach meinen Erfahrungen am Rumpfe und den Extremitäten am besten so ge-
wählt, dass deutliche, aber nur schwache Muskelkontraktionen entstehen. Am Kopfe darf das Bestreichen keine Schmerzen verursachen; es müssen also hier gewöhnlich sehr schwache Ströme

---

[1]) Siehe Weiteres über die elektrische Behandlung der Potenzstörung
in meinem Werke „Sexualleben und Nervenleiden" 3. Aufl. S. 301 u. f.

[2]) Löwenfeld, Über die Behandlung von Gehirn- und Rückenmarks-
krankheiten vermittelst des Induktionsstromes. München 1881.

verwendet werden. Die Gesamtdauer der einzelnen Sitzungen soll im allgemeinen 15 Minuten nicht übersteigen.

Dass die allgemeine Faradisation bei nervösen Schwächezuständen sehr wertvolle Dienste zu leisten imstande ist, konnte ich schon in der erwähnten kleinen Arbeit konstatieren. Meine inzwischen gewonnenen Erfahrungen und die Mitteilungen anderer deutscher Autoren bestätigen das vor Jahren von mir Beobachtete im wesentlichen. Nach meinen Wahrnehmungen ist die allgemeine Faradisation besonders angezeigt bei neurasthenischen und hysteroneurasthenischen Zuständen, in welchen Symptome der Erschöpfung höheren Grades bestehen und das Vorherrschende im Krankheitsbilde darstellen, ferner bei Neurasthenischen mit sehr darniederliegender Ernährung, geringem Appetite und gemütlicher Depression. Sehr aufgeregte, unruhige, wenn auch heruntergekommene Individuen mit Depressionszuständen eignen sich jedoch für das Verfahren im allgemeinen nicht.

Von Beard und Rockwell wurden noch mehrere andere Methoden allgemeiner Elektrisation angegeben, eine allgemeine Galvanisation und eine zentrale Galvanisation, deren Wirkungen und Indikationen ähnlich denen der allgemeinen Faradisation sein sollen. Da diese Methoden keine besonderen Vorzüge der allgemeinen Faradisation gegenüber besitzen, wohl aber manche Nachteile, sehe ich von einer näheren Schilderung derselben hier ab.

Eine andere Art allgemeiner Elektrisation ist dagegen bei der Behandlung der nervösen Schwächezustände in neuerer Zeit zu grösserer Verwertung gelangt; es ist dies das elektrische Wasserbad. Teils die Umständlichkeiten, die mit der allgemeinen Faradisation verknüpft sind, teils die hierbei weiblichen Kranken gegenüber nicht genügend zu wahrenden Decenzrücksichten führten dazu, eine Art Ersatz für dieses Verfahren in dem elektrischen Bade zu suchen.

Die Herstellung elektrischer Bäder geschieht durch Einleitung elektrischer Ströme in das in einer geeignet konstruierten Wanne enthaltene erwärmte Badewasser. Verwendet werden sowohl faradische als galvanische und Dynamoströme, und man unterscheidet daher faradische, galvanische, Gleichstrom-, Wechselstrombäder etc., ferner je nach der Art der Applikation der Elektroden ein mono-,

di- und tripolares Bad. Bei dem monopolaren Bade wird der eine
Pol des als Stromquelle benützten Apparates mit dem Badewasser
in irgend einer Weise in Berührung gebracht, der andere ausserhalb desselben an eine passende Körperstelle (Nacken, Hände)
appliziert. Beim dipolaren Bade tauchen beide Pole in das Badewasser, der eine am Fuss-, der andere am Kopfende der Wanne.
Beim tripolaren von Stein empfohlenen Bade werden mit dem am
Fussende der Wanne eingeleiteten Pole zwei Metallplatten in Verbindung gebracht, von welchem die eine den Füssen gegenüber,
die andere zwischen die Beine plaziert wird[1].

Bei den uns hier beschäftigenden Krankheitszuständen wird
vorwaltend das faradische Bad gebraucht, dessen Wirkungen im
wesentlichen anregender Natur sind und sich denen der allgemeinen
Faradisation nach Beard und Rockwell nähern. Es ist daher
vorwaltend bei nervösen Schwächezuständen indiziert, bei welchen
erheblichere Reizerscheinungen mangeln. In Fällen, in welchen
Symptome letztgenannter Art bestehen, kann von dem galvanischen
Bade, dem eine mehr sedative Wirkung zukommt, Gebrauch gemacht werden.

Die therapeutische Verwertung der statischen Elektrizität
(Franklinisation) hat durch die Einführung der Influenzmaschine
in die ärztliche Praxis eine ganz wesentliche Förderung erfahren.
Diese besitzt den älteren Reibungselektrisiermaschinen gegenüber
den grossen Vorzug, dass sie einen kontinuierlichen Strom liefert,
durch welchen sich sowohl sehr milde allgemeine, als kräftige lokale
Wirkungen, je nach den Erfordernissen des Falles, herbeiführen
lassen. Die derzeit gebräuchlichen Influenzapparate sind von sehr
verschiedenen Konstruktionen, auf die wir hier nicht näher eingehen können.

---

[1] Da beim monopolaren Bade die Stromdichte an der Applikationsstelle
der ausserhalb des Wassers befindlichen Elektrode häufig unangenehme Empfindungen verursacht und bei dem gewöhnlichen dipolaren Bade ein grösserer
Teil des Stromes für den Körper verloren geht, indem er direkt durch das
Wasserbad passiert, hat man ein Zweizellenbad konstruiert, durch welches die
erwähnten Missstände vermieden werden sollen. Bei diesem ist in der Wanne
eine Gummidiaphragma angebracht, durch welches der Körper des Badenden
und das Badewasser gewissermaassen in 2 Teile getrennt werden, die mit den
2 Polen sich in Verbindung bringen lassen.

Die Anwendung der statischen (hochgespannten) Ströme geschieht zumeist in der Form des „elektrostatischen Luftbades". Man lässt den völlig bekleideten Patienten auf einem durch Glasfüsse isolierten Tabouret oder Stuhle Platz nehmen und seine Füsse auf eine Metallplatte stellen, mit welcher der eine Konduktor des Influenzapparates durch eine Kette in Verbindung gesetzt wird, der andere Konduktor wird durch eine Kette mit dem Erdboden verbunden, kann aber auch unverbunden bleiben. Ist der mit der Metallplatte verbundene Pol der positive, so wird der Patient mit positiver Elektrizität geladen; diese Art der Ladung scheint mir die vorteilhaftere für die Mehrzahl der Fälle (positives Luftbad, positive Ladung); ist der positive Pol zur Erde abgeleitet, so wird der Patient negativ geladen. Die Ausgleichung der beiden Elektrizitäten findet hier an der gesamten Körperoberfläche statt, welcher Vorgang mit einer gelinden, an manchen Körperstellen (so namentlich oft am Kopfe) zu deutlicheren Empfindungen führenden Reizung der Hautnerven verbunden ist. Mit dieser Allgemeinbehandlung lässt sich durch Benützung verschiedener Vorrichtungen eine Reihe lokaler Einwirkungen verknüpfen. Am wichtigsten ist in dieser Beziehung die Benützung der sogenannten Kopfglocke (Kopfdusche), die bei verschiedenen Kopfbeschwerden gute Dienste leistet. Eine an einem Stativ durch einen verschiebbaren Querstab oder an dem Glasgehäuse des Apparates befestigte Metallplatte wird über den Kopf des Patienten plaziert und der eine Pol des Apparates mit dieser Vorrichtung verbunden. Die Ausgleichung der beiden Elektrizitäten zwischen dem Kopfe und der diesen umgebenden Luftschichte ist bei diesem Verfahren eine viel beträchtlichere als bei dem einfachen Luftbade, daher auch die Wirkung auf den Kopf eine intensivere [1]). Indes erheischt die Anwendung der Kopfglocke eine gewisse Vorsicht; bei zu weitgehender Annäherung derselben an den Kopf kommt es leicht zu einem Funkenüberspringen zwischen diesem, resp. den Haaren und der Glocke, was dem Patienten das sehr unangenehme Gefühl eines Schlages verursacht. Verschiedene andere in eine

---

[1]) Die Anwendung der Kopfglocke kann auch ohne Isolierung des Patienten stattfinden; man leitet den einen Pol zur Erde und verbindet den anderen mit der Kopfglocke. Die Wirkung ist hierbei eine schwächere.

Kugel oder Spitze oder eine Mehrzahl von Spitzen endigende Elektrophoren dienen zur Herbeiführung lokaler Wirkungen durch Erzeugung elektrischen Windes, den man gegen gewisse Teile hin abblasen lässt (sogenannte Büschelentladungen), oder Funkenentziehen.

Was nun den therapeutischen Wert der statischen Elektrizität bei den uns hier beschäftigenden Krankheitszuständen anbelangt, so unterliegt es nach den Erfahrungen einer Reihe von Beobachtern (Charcot, Boudet, Vigouroux, Beard, Stein, Benedict, Eulenburg u. a.) und meinen eigenen Wahrnehmungen keinem Zweifel, dass uns dieselbe sowohl bei neurasthenischen als hysterischen Zuständen gute Dienste zu leisten vermag. Über die Wirkungsweise der Franklinisation, ob und inwieweit die hiermit erzielten Heilerfolge auf physiologischem oder suggestivem Wege zustande kommen, hierüber bestehen jedoch z. T. noch grosse Meinungsverschiedenheiten; auch steht vorerst noch keineswegs fest, bei welchen Zuständen, resp. Symptomen die Franklinisation sich den anderen Elektrisationsarten sicher überlegen zeigt. Als Symptome, die einer Beeinflussung durch die Franklinisation sich besonders zugänglich erweisen, sind zu nennen: Kopfschmerz, Kopfdruck und andere Kopfbeschwerden, Schlafmangel, hysterische Anästhesien, Algien und Lähmungen, auch nervöses Ohrensausen. Manche Beobachter (Stein, Vigouroux, Levillain u. a.) fanden, dass die elektrostatischen Ladungen bei Neurasthenischen und Hysterischen auch eine günstige Wirkung auf den Allgemeinzustand äussern. Ich habe eine solche ebenfalls in einzelnen Fällen beobachtet. Die von verschiedenen Seiten ausgesprochene Annahme, dass diese Effekte (wie die symptomatischen Wirkungen) der Franklinisation auf den psychischen Faktor der Behandlung zurückzuführen seien, entbehrt nicht einer gewissen Begründung. Doch wäre es meines Erachtens zu weit gehend, wenn wir die Möglichkeit einer physiologischen Beeinflussung des Allgemeinbefindens oder einzelner Symptome durch die Franklinisation bei Neurasthenischen und Hysterischen ganz und gar in Abrede stellen wollten.

　　　Unter den neuen elektrotherapeutischen Methoden, welche in den letzten Jahren bei den hier in Betracht kommenden Nervenleiden in Gebrauch gezogen wurden, spielt die Anwendung von Strömen von hoher Frequenz und hoher Spannung (Arsonval-scher, Tesla'scher Ströme) eine Hauptrolle. Man bezeichnet dieses Verfahren nach den Entdeckern der in Frage stehenden Stromesart, dem französischen Physiologen d'Arsonval und dem Ingenieur Tesla, als Arsonvalisation oder Teslaisation. Die Arsonvalisation wird in Form einer Allgemeinbehandlung sowohl als lokaler Applikationen angewandt. Die allgemeine Arsonvalisation, die bei den uns beschäftigenden Leiden haupt-sächlich in Betracht kommt, wird in verschiedener Weise vorge-nommen, vorherrschend in der Form der Autokonduktion. Der Patient befindet sich hierbei in einem grossen Solenoid und wird von den Hochfrequenzströmen umkreist, wodurch er stark elek-trisch geladen wird, ohne hiervon eine Empfindung zu haben[1]). Die Ansichten über den therapeutischen Wert der Arsonvalisation bei Neurasthenie und Hysterie gehen zur Zeit bei denjenigen, die sich speziell mit dieser Methode befassen, noch erheblich aus-einander. Die Beobachtung d'Arsonval's, dass die Hoch-frequenzströme auf die peripheren sensiblen und motorischen Nerven keine erkennbare Wirkung ausüben, hat die Schüler dieses Forschers dazu bestimmt, die Anwendung der Arsonvalisation bei Nervenleiden überhaupt zu verwerfen. Apostoli berichtet von Verschlimmerungen, die er bei Neurasthenie und Hysterie von dem Verfahren beobachtet hat und hält dasselbe bei diesen Leiden für kontraindiziert. Freund[2]) tritt dieser Auffassung zwar nicht bei, erklärt sich aber doch nur für eine sehr beschränkte Ver-wendbarkeit des Verfahrens bei Neurasthenischen. Nach dem Autor handelt es sich bei der Autokonduktion um eine starke Suggestivwirkung: „Die Vorstellung einer neuen, bisher noch nicht erprobten Behandlungsweise, die Kenntnis von der enorm hohen Spannung der Ströme, welche dem Patienten eine grosse Meinung von der Leistungsfähigkeit derselben beibringt, der Lärm und das grelle Licht des Entladungsfunkens, die Einschliessung in den

---

[1]) Die elektrische Ladung des von Solenoid umgebenen Patienten lässt sich dadurch sehr hübsch nachweisen, dass eine Glühlampe, die man dem-selben in die Hand gibt, sofort leuchtet.

[2]) Freund: Grundriss der gesamten Radiotherapie 1903.

Kätig sind Momente, welche auf das Vorstellungsvermögen des
Kranken lebhaft einwirken und ihm die Überzeugung beibringen,
eine so intensive Behandlung müsse helfen." Freund ist der
Ansicht, dass man von der Prozedur als Suggestivmittel jedoch
nur im äussersten Notfalle Gebrauch machen sollte und zwar
weniger bei lebhaften, irritablen, nervösen, als bei melancholisch-
hypochondrisch verstimmten Kranken. Bei aufgeregten Neurasthenischen wurde nach Freund's Beobachtung durch das
ungewohnte Verfahren Unruhe und Schlaflosigkeit erhöht. Am
häufigsten wurden bisher von der Autokonduktion bei Schlafmangel günstige Erfolge gesehen (Baedeker, T. Cohn, Boisseau
du Rocher, E. Kindler).

Zum Zwecke einer Allgemeinbehandlung (als sogenanntes Bad)
wird auch der monodische Voltastrom verwendet, dem ähnliche
Wirkungen wie der Arsonvalisation zugeschrieben werden. Diese
Stromesart lässt sich auch wie die Arsonvalisation zu lokalen
Applikationen verwenden, von welchen bei Hysterie Gebrauch ge-
macht werden mag.

VIII. Magnetotherapie. Elektro-magnetische Therapie.

Magnete wurden schon im Altertum zu Heilzwecken in Gebrauch gezogen. Im 18. und noch zu Anfang des 19. Jahrhunderts
wurden dieselben bei Schmerzen, Krämpfen, Schwindel und anderen
nervösen Beschwerden vielfach angewendet (Tissot, Nicolai,
Andry, Thouret u. a.). Man sah nach Anlegen des Magneten
mitunter plötzliches Schwinden der Störungen, mitunter auch nur
einen Ortwechsel derselben und schrieb dem Magneten beruhigende
Wirkungen auf das Nervensystem zu. Im verflossenen Jahrhundert
kam der Magnet eine Reihe von Dezennien in der Therapie ganz
ausser Gebrauch. Erst die Erfolge, welche mit der Burq'schen
Metallotherapie bei hysterischen Anästhesien erzielt wurden, gaben
Veranlassung zur Wiederaufnahme der therapeutischen Verwertung des Magneten, zumal durch Charcot konstatiert worden
war, dass dem Magneten ähnlich wie verschiedenen anderen
Agentien sogenannte ästhesiogene Wirkungen zukommen. Die
Beobachtungen einzelner hervorragender Ärzte (Maggiorani,

Hammond, Charcot, Benedikt), welche für eine therapeutische Wirksamkeit des Magneten zu sprechen schienen, wurden jedoch von der grossen Mehrzahl der Neurologen auf suggestive Einflüsse zurückgeführt, da der Physiologe Hermann übereinstimmend mit früheren Erfahrungen nachgewiesen hatte, dass der Magnet keinerlei erkennbare Wirkungen auf den tierischen Organismus ausübt[1]. Neuere Beobachtungen haben jedoch ergeben, dass der Satz von der Unbeeinflussbarkeit des tierischen Organismus durch den Magneten nur für das ruhende Magnetfeld und nicht für das magnetische Wechselfeld gilt. Diese Erkenntnis bildet die Grundlage der seit einigen Jahren in die Praxis eingeführten elektro-magnetischen Therapie (Permeaelektrizität). Begründer dieses Heilverfahrens ist der Schweizer Ingenieur Eugen Konrad Müller, welcher nach seiner Mitteilung durch eine zufällige Beobachtung auf den Gedanken gebracht wurde, die magnetischen Kraftlinien für Heilzwecke zu verwerten. Nach Müller's Bericht soll bei Arbeitern, welche in der Nähe eines zu technischen Zwecken verwendeten elektro-magnetischen Apparates beschäftigt wurden, eine deutliche Besserung nervöser und rheumatischer Beschwerden sich gezeigt haben. Dieser Umstand veranlasste ihn, einen für die ärztliche Praxis geeigneten Elektromagneten zu konstruieren, welcher die Verwertung sehr bedeutender elektrischer Energiemengen (bis zu 30 Ampère und darüber) gestattete und des weiteren ein Institut für elektro-magnetische Therapie (Salus) in Zürich zu gründen, in welchem sein Apparat vorzugsweise bei Nervenleidenden zur Anwendung gelangte.

Die materiellen Erfolge, welche dieses Institut mit Hilfe einer geschickten Reklame erzielte, veranlassten einen deutschen Unternehmer, das Patent Müller's zu erwerben und zunächst in Berlin, dann in rascher Folge in einer Anzahl anderer Städte in Deutschland und dem Auslande Institute für die monopolistische Ausnützung des Müller'schen elektro-magnetischen Verfahrens zu gründen. Die Monopolisierungsabsichten dieses Unternehmers wurden jedoch

---

[1] Auch Versuche, die von den Amerikanern Peterson und Kennelly im Edison'schen Laboratorium angestellt worden waren, hatten ergeben, dass selbst sehr mächtige Magnete einen nachweisbaren Einfluss auf den gesunden Menschen nicht ausüben.

alsbald dadurch einigermaassen vereitelt, dass der Ingenieur Trüb
ebenfalls einen elektro-magnetischen Apparat für Heilzwecke konstruierte, welcher dem Müller'schen gegenüber gewisse Vorzüge
besitzt, und auch die Firma W. A. Hirschmann in Berlin an
die Herstellung derartiger Apparate ging.

Das Konstruktionsprinzip des Müller'schen Apparates ist
ziemlich einfach; die das Magnetfeld liefernde Vorrichtung, Radiator
genannt, besteht aus einem stabförmigen Eisenkern, der von einer
Drahtspule mit einer grossen Zahl wohl isolierter Windungen (über
200) umgeben ist. Sowohl der Eisenkern als die Spule sind mit
Kühlvorrichtungen versehen, um ein Erhitzen dieser Teile durch
die sogenannte Hysteresis zu vermeiden. Durch die Drahtwindungen der Spule wird ein Wechselstrom von 20—40 (oder
noch mehr) Ampère, jedoch niederer Spannung geleitet; mit jedem
Wechsel in der Richtung des Stromes (ungefähr 60 mal in der
Sekunde) tritt ein Polwechsel in dem Elektromagneten und damit
ein Wechsel in der Richtung des Magnetfeldes ein.

Bei dem Trüb'schen Apparate wird ein magnetisches Wechselfeld dadurch erzeugt, dass ein Hufeisenmagnet durch einen kleinen
Elektromotor in Rotation um seine Symmetrieachse versetzt wird.
Die Drahtwindungen, welche den Elektromagneten umgeben, können
hier durch einen von jeder Zentrale zu erlangenden Gleichstrom
gespeist werden. Dem Apparate wird, abgesehen von dem Vorteile, dass dessen Betrieb keinen Transformator erheischt, auch
grössere Wirksamkeit zugeschrieben, da bei demselben ein Energie-
verlust durch Erwärmung nicht statt hat und deshalb auch eine
Kühlvorrichtung entbehrlich ist. Die therapeutische Verwertung
des an einem Stativ aufgehängten Apparates ist sehr einfach; es
genügt, den Körperteil, auf den man einwirken will, in die Nähe
des Apparates zu bringen.

Von physiologischen Wirkungen des magnetischen Wechselfeldes auch bei grosser Intensität desselben ist bisher nur sehr
wenig festgestellt. Eine elektrische Glühlampe, die in dem Bereich
der magnetischen Kraftlinie gebracht wird, leuchtet hell auf, eine
elektrische Glocke fängt zu läuten an, auch werden Schlüssel und
andere Eisengeräte von dem Apparate stark angezogen. Für den

menschlichen Organismus konnte jedoch bisher nur eine Wirkung auf den Sehnerven sicher konstatiert werden. Bei Annäherung des Kopfes, speziell der Schläfengegend, an den Apparat entsteht eine subjektive Lichterscheinung ein Aufleuchten im Gesichtsfelde (bei dem Müller'schen Apparate nur bei heller Umgebung, bei dem Trüb'schen auch im dunklen Raume)[1].

Man könnte hieraus auf erregende Wirkungen der magnetischen Kraftlinien schliessen. Nach den bisherigen Mitteilungen soll jedoch denselben ein vorwaltend sedativer Einfluss zukommen und daher deren Anwendung speziell bei Erregungszuständen des Nervensystems, nervöser Schlaflosigkeit, Kopfschmerzen, Neuralgien etc. indiziert sein. Den Anpreisungen des Verfahrens, die bisher von den elektromagnetischen Instituten System Müller wie System Trüb und insbesondere den Fabrikanten der Apparate ausgingen, darf jedoch vorerst kein zu grosses Gewicht beigelegt werden. Die Leiden, bei welchen sich die elektromagnetische Therapie bisher besonders vorteilhaft erwiesen hat, sind sämtlich auch der suggestiven Beeinflussung zugänglich, und die Zahl kompetenter Ärzte, die sich bisher zugunsten einer physikalischen Wirksamkeit der elektromagnetischen Therapie aussprachen, ist noch so gering, dass man gut tun wird, vorerst weitere Untersuchungen über die Heilkräfte des Verfahrens abzuwarten[2]. Diese Reserve erscheint auch den

---

[1] Man hat auch eine Einwirkung des magnetischen Wechselfeldes auf in Reagenzgläser gefülltes Blut (z. B. Ausscheidung einer grösseren Serumschicht als bei Kontrollproben) beobachtet und hieraus auf ähnliche Wirkungen auf das im Körper kreisende Blut geschlossen. Der Nachweis für die Berechtigung dieses Schlusses ist jedoch erst noch zu erbringen.

[2] In gleichem Sinne hat sich ein auf diesem Gebiete gewiss kompetenter Autor Kurella (Zeitschr. f. Elektrotherapie, Oktober 1903) geäussert. Er bemerkt: „Wenn die therapeutische Wirkung variabler magnetischer Felder eine spezifische ist, so muss sie sich der Beobachtung ihrer Lobredner bisher entzogen haben, denn sie haben uns durchaus nichts charakteristisches, relevantes zu berichten gebabt. . . . .

Bis nun entweder ein durch Zufall begünstigter Beobachter oder ein exakter Experimental-Physiologe kommt, der uns den spezifischen Einfluss kommender oder verschwindender Kraftlinien auf die Nervenfaser, das Blut oder irgend ein anderes Gewebselement demonstriert, können wir den Müller-schen wie den Lüthi'schen (Trüb'schen) Magneten in den vorläufigen Ruhestand versetzen. Nicht aber können wir uns beruhigen über das von diesen

pseudo-wissenschaftlichen Phantastereien gegenüber geboten, mit
welchen man gelegentlich bei Besprechung der Wirkungen der
magnetischen Kraftlinien den Mangel physiologischer Tatsachen
auszugleichen versucht hat (Umordnung der Nervenmoleküle durch
die magnetischen Kraftlinien und Wiederherstellung der in Un-
ordnung geratenen Molekularkonfiguration!? Scherk).

IX. Luft- und Lichtbäder.

Unter den physikalischen Heilagentien, welche bei nervösen
Schwächezuständen zur Anwendung gelangen, hat in neuerer Zeit
auch das Luftbad (oder Luftlichtbad) mehr und mehr Verwertung
gefunden. Dasselbe wurde schon von Hufeland empfohlen. Der
systematische Gebrauch von Luftbädern für Kurzwecke ist jedoch
auf den Laien Rickli zurückzuführen, der demselben heilsame
Wirkungen bei verschiedenen Krankheitszuständen zuschrieb. Der
Einfluss des Luftbades auf den menschlichen Organismus wird in
erster Linie durch die Bewegung und Temperatur der Luft bedingt, welcher der entblösste Körper ausgesetzt ist. Manche
meiner Patienten fingen mit dem Gebrauche der Luftbäder schon
im April an bei einer Temperatur von kaum 10° und setzten dieselben in den Frühlings- und Sommermonaten auch an kühlen
Tagen fort, ohne dadurch Schaden zu nehmen. Die Wirkung des
Sonnenlichts ist neben der der bewegten Luft, da es sich nur um
diffuses Tageslicht handelt, von untergeordneter, aber nicht ganz
zu unterschätzender Bedeutung. Wahrscheinlich wird durch beide
Faktoren eine Anregung des Stoffwechsels herbeigeführt. Bei
längerem Gebrauche der Luftbäder nimmt die Haut eine rötlich-
braune Färbung an und mit der stärkeren Blutfülle des Haut-
organs geht eine Blutentlastung innerer Organe parallel. Die
Wirkung der Luftbäder nähert sich daher im gewissen Maasse der
der feuchten Abreibungen und der Halbbäder. Was die Bedeutung
derselben für die uns hier beschäftigenden Leiden anbelangt, so

---

beiden Seiten beliebte Verfahren, ein therapeutisches X einerseits als Träger
bestimmter Wirkungen dem Publikum aufzudrängen, andererseits seine Verwertung an einzelne Ärzte monopolistisch zu vergeben und gerade mit Vorliebe
wirtschaftlich schwache Ärzte zu Trägern ihrer Lizenz zu machen."

lässt sich nicht leugnen, dass dieselben für die Abhärtung der Hautnerven und Regulierung der Blutverteilung gute Dienste zu leisten imstande sind und auch momentan das Wohlbefinden häufig fördern. Dauernde Beseitigung eingewurzelter nervöser Beschwerden habe ich jedoch von dem Gebrauche der Luftbäder allein nicht beobachten können.

Neben dem Luftlichtbad wurden in den letzten Jahren auch Bogenlicht- und Glühlichtbäder bei Neurasthenischen in Anwendung gezogen. Von dem Bogenlichtbade ist jedoch, wenn überhaupt irgend eine, nur eine Suggestivwirkung zu erwarten. Die Anwendung von Glühlichtbädern kann bei Neurasthenischen ernsthaft nur als Unterstützungsmittel bei Entfettungskuren in Betracht kommen und erheischt hier grösste Vorsicht.

X. Mechanotherapie.

a) Massage.

Die Massage umfasst eine Anzahl von Prozeduren, die zumeist unter die vier Bezeichnungen: 1. Effleurage, 2. Massage à friction, 3. Pétrissage, 4. Tapotement rubriziert werden. Diese französischen termini technici bergen jedoch nichts Geheimnisvolles oder besonders schwer Ausführbares. Die Manipulationen, die hier in Frage stehen, bestehen in sanften oder kräftigen Streichungen mit der flachen Hand, Emporheben, Drücken und Kneipen von Hautfalten, Ausübung eines tieferen Druckes auf die Weichteile (Haut und Muskeln), Ergreifen der Muskeln, Abheben derselben von der Unterlage und mehr minder kräftigem Drücken, Kneten derselben, ferner im Beklopfen der zu behandelnden Teile mit einem Finger, der ganzen Hand oder einem Instrumente [1]; endlich in passiven Bewegungen der Gelenke. Diese Prozeduren können bei nervösen Schwächezuständen sowohl eine lokale, i. e. auf einen bestimmten Körperteil beschränkte, als eine allgemeine Verwendung finden:

---

[1] Man hat zu dem Beklopfen (Tapotement) mancherlei Instrumente verwendet: den Bennet'schen Perkussionshammer, speziell konstruierte Perkuteurs (Granville), den Klemm'schen Muskelklopfer, an Fischbeinstäbe befestigte Gummibälle (Graham).

allgemeine Massage. Die lokale Massagebehandlung lässt sich mit Vorteil verwerten bei Schwächezuständen der Extremitäten und des Rückens, hysterischen Lähmungen, Kontrakturen und Arthralgien. bei manchen Formen von Rückenschmerz, bei Atonie des Darmtraktus, nervöser Dyspepsie und bei Kopfeingenommenheit. Die Technik des Verfahrens muss natürlich der zu behandelnden Lokalität sowie der Empfindlichkeit des Patienten angepasst werden. Die Erfolge sind nach meinen Beobachtungen nicht immer sehr auffällig, doch in vielen Fällen recht befriedigend. Man kann die lokale Massage sehr vorteilhaft auch mit dem Gebrauche anderer Heilmittel (von Bädern, insbesondere Halbbädern, Elektrizität, Einreibung schmerzlindernder Salben) verbinden. Ich möchte hier auch darauf hinweisen, dass die Bedenken, welche von manchen Seiten gegen die Massage des Kopfes erhoben wurden, ganz ungerechtfertigt sind. Diese Prozedur leistet bei Kopfschmerz und hartnäckiger Kopfeingenommenheit mit und ohne gleichzeitige Anwendung des faradischen Stromes oder von Salben (Mentholsalbe insbesondere) häufig entschieden gute Dienste.

Die allgemeine Massage besteht in der Anwendung der oben angeführten Manipulationen am ganzen Körper mit Ausnahme des Kopfes. Das Verfahren wird derzeit bei Neurasthenie und Hysterie sowohl als selbständige Behandlungsmethode, wie in Verbindung mit anderen Heilagentien, insbesondere als Glied der sogenannten Mitchell-Playfair'schen Kur. angewendet. Die Wirkungen der Prozedur sind zum Teil abhängig von der Art, Intensität und Zeitdauer derselben, zum Teil von der Individualität des Kranken. In geeigneten Fällen wird hierdurch u. a. erzielt: ein Gefühl allgemeiner Beruhigung und selbst entschiedenen Wohlbehagens. Linderung vorhandener Schmerzen, Besserung des Appetits, Anregung der Verdauungstätigkeit, Zunahme des Umfanges und der Leistungsfähigkeit der Muskulatur. Auf der anderen Seite hat man aber auch, und zwar namentlich bei vorhandenen Erregungszuständen, Verschlimmerungen beobachtet, und namentlich von Psychiatern wurden ungünstige Erfahrungen in dieser Beziehung mitgeteilt. Für die Ausführung der allgemeinen Massage sind von verschiedenen Autoren spezielle Anweisungen mitgeteilt worden, indes ist hiermit im konkreten Falle wenig gedient, da auch bei dieser Prozedur sowohl die Individualität des Kranken als der spezielle Zweck, den man im Auge hat, im vollsten Maasse berücksichtigt werden muss. Bei sehr reizbaren und heruntergekommenen Individuen lässt sich nicht ohne weiteres die Massage des ganzen Körpers durchführen. Man muss hier sozusagen in die allgemeine Massage sich einschleichen, indem man zuerst nur einzelne Körperteile bearbeitet und ganz sukzessive zur Behandlung des ganzen Körpers übergeht. Was nun den therapeutischen Wert der allgemeinen Massage anbelangt, so leistet dieses Verfahren als Glied der Mitchell-Playfair'schen Kur nach dem Zeugnisse aller Beobachter, welche diese Heilmethode bisher anwandten, unzweifelhaft sehr wertvolle Dienste. Wir werden auf diesen Punkt an späterer Stelle zurückkommen. Dagegen muss der Wert der Massage als selbständiger Behandlungsmethode als ein ziemlich problematischer bezeichnet werden, wenn auch einzelne Beobachter, namentlich bei Hysterie, hiermit Heilungen erreicht haben wollen. In manchen von den Fällen, die zu meiner Kenntnis gelangten, wurden hierdurch vorübergehend günstige Wirkungen erzielt. In der Mehrzahl der Fälle war jedoch das schliessliche Resultat dieser Behandlung ein negatives. Auch andere Fachgenossen scheinen, soweit ihre Ansichten aus der Literatur ersichtlich sind, der allgemeinen Massage als ausschliesslicher Behandlungsmethode kein hervorragendes Vertrauen entgegen zu bringen.

Nach den vorliegenden Erfahrungen ist dieselbe bei Erschöpfungszuständen mit höheren Graden von Muskelschwäche, welche aktive Bewegungen nur in sehr beschränktem Maasse zulassen, und bei Mangel stärkerer Aufregung am ehesten noch indiziert.

b) Vibrationsbehandlung.

Auf Charcot's Anregung wurde vor Jahren von Gilles de la Tourette ein helmartiger, aus Stahlspangen zusammengesetzter Apparat hergestellt, welcher dem Konformateur der Hutmacher in seiner Konstruktion ähnelt und wie dieser dem Kopfe sich anpassen lässt. Auf dem Helme befindet sich (von demselben natürlich isoliert) ein kleiner Elektromotor, welcher ungefähr 6000 (nach anderer Angabe nur 600) Umdrehungen in der Minute macht.

Diese versetzen die Metallspangen des Helmes in gleichmässige
Vibrationen, welche sich dem Kopfe mitteilen. Die Zahl und die
Amplitude der Vibrationen lassen sich durch eine einfache Vorrichtung nach Belieben vermehren und vermindern. Der Apparat
produziert ein sanft schnurrendes Geräusch, welches für die Wirkung desselben vielleicht nicht ohne Bedeutung ist. Charcot
war der Ansicht, dass die Vibrationen des Helmes das Gehirn
direkt beeinflussen und eine mächtige sedative Wirkung auszuüben
imstande sind. Bei Gesunden soll der Apparat in einigen Minuten
Schlafneigung, bei an Schlaflosigkeit leidenden Neurasthenischen
eine Abendsitzung (Applikation von 10 Minuten) einen ruhigen
Schlaf in der betreffenden Nacht herbeiführen. Auch andere
neurasthenische Erscheinungen (Schwindel, Kopfdruck und gemütliche Depression) sollen durch den vibrierenden Helm in günstiger
Weise beeinflusst worden sein.

Der Charcot'sche Helm gab Anstoss zur Entwickelung eines
neuen Zweiges der physikalischen Therapie, der Vibrationstherapie
oder Vibrationsmassage, der von einzelnen Fabrikanten und Ärzten
eine solche Bedeutung beigelegt wurde, dass man Spezialinstitute
zur Anwendung des neuen Heilverfahrens gründete. Diese Institute
scheinen sich nicht lange gehalten zu haben, da ihre Leistungen
doch zu geringfügig waren. Die Verwertung der Vibrationstherapie
hat dagegen allem Anscheine nach zugenommen (wenigstens in der
anstaltlichen Praxis). Das Instrumentarium besteht aus einem
Elektromotor, ähnlich den in der zahnärztlichen Praxis gebrauchten
Apparaten, durch welchen ein biegsames, schlauchartiges Ansatz-
stück (die biegsame Welle) in schwächerer oder stärkerer Vibration
versetzt wird. Die Übertragung der Bewegung auf den Körper
geschieht durch verschieden geformte, kugel-, platten-, knopf-,
zapfenförmige Metallteile, die mit dem freien Ende der biegsamen
Welle in Verbindung gebracht werden.

Für die uns hier beschäftigenden Leiden kann der Vibrationsmassage kaum eine andere Bedeutung als der eines Suggestiv-
mittels beigelegt werden. Die lebhaften und doch zumeist nicht
unangenehmen Empfindungen, welche die Vibration erregt, sind
geeignet, bei verschiedenen lokalen Beschwerden die Vorstellung

einer Heilwirkung anzuregen. Als physikalisches Agens kann dieselbe die manuelle Massage nicht ersetzen.

c) Gymnastik (Bewegungskuren).

Ungleich mehr Bedeutung als den im vorstehenden erwähnten
mechanotherapeutischen Verfahren müssen wir für die Behandlung
der nervösen Schwächezustände den verschiedenen Arten der Gymnastik — den Bewegungskuren — beimessen. Solche dürften bei
den in Frage stehenden Leiden ärztlicherseits entschieden mehr
herangezogen werden, als es bisher geschehen ist. Allerdings findet
die Anwendung derselben in der vis inertiae und schlechten Ge-
wohnheiten der Patienten häufig bedeutende Hindernisse. Theoretisch erkennt man in den Kreisen unseres gebildeten Publikums
den Nutzen der Bewegung zwar meist an; von einer genügenden
praktischen Verwertung der Bewegung als Mittel zur Erhaltung der
Gesundheit wie als Heilagens ist man jedoch noch weit entfernt.
Wie ungemein vielfach wird noch immer die Zeit, welche in vor-
teilhaftester Weise für Leibesübungen verwendet werden könnte,
von gebildeten Männern durch Aufenthalt in Kaffeehäusern, Restau-
rants und Kneipen mit schlechter Luft, von Damen durch über-
flüssige Besuche, Gesellschaften, geisttötende Romanlektüre etc. ver-
geudet, und es lässt sich nicht sagen, dass die Ärzte gegen diese
üblen Gepflogenheiten immer mit dem nötigen Nachdruck zu Felde
ziehen.

Von dem Gebrauche einer Bewegungskur kann nur in jenen
Fällen die Rede sein, in welchen der Leidende durch seinen Beruf
oder seine gewohnte Lebensweise zu körperlicher Tätigkeit nicht
oder nicht in ausreichendem Maasse veranlasst ist. Der Einfluss
der Leibesübungen auf das Nervensystem ist komplizierter Natur
und variiert je nach dem Zustande des Nervensystems und des
Gesamtorganismus wie nach der Art der Gymnastik.

Man kann im allgemeinen indirekte und direkte Wirkungen
unterscheiden. Indirekt wirkt die Bewegung auf das Nervensystem
durch den vorteilhaften Einfluss, welchen sie auf den Gesamtorganismus ausübt, indem sie die Herztätigkeit kräftigt, die Blutverteilung im Körper reguliert, den Stoffwechsel anregt, die Aus-
scheidungen vermehrt und den Appetit und die Tätigkeit des

Verdauungsapparates steigert. Dass schon diese indirekten Wirkungen in vielen Fällen von eminentem Nutzen sind, ist naheliegend. Von den direkten Wirkungen möchte ich in erster Linie jenen Vorgang nennen, den ich als „Ausgleichung der zentralen Erregungszustände" bezeichne. Bei sehr vielen Neurasthenischen und Hysterischen bedingen Beruf, äussere Verhältnisse und Lebensgewohnheiten eine Inanspruchnahme des Gehirns durch intellektuelle und emotionelle Tätigkeit, welche in keinem Verhältnisse zu dem Maasse alltäglicher motorischer Leistungen steht. Die notwendige Folge ist, dass im Bereiche der psychischen Zentren allmählich gesteigerte Erregbarkeit und Erregungszustände sich entwickeln, welche in mannigfachen Störungen sich äussern (Schlafmangel, Zustände psychischer Unruhe, erhöhte emotionelle Erregbarkeit, Zwangsvorstellungen etc.). Auch von der Sexualsphäre ausgehende Erregungen gewinnen bei der gesteigerten Erregbarkeit der psychischen Zentren häufig eine abnorme Tragweite.

Körperliche Bewegung, dem vorhandenen Kräftezustand wohl angepasst, führt in diesen Fällen zu einem Ausgleich des Erregbarkeitsniveaus in den Zentralorganen. Sie wirkt direkt beruhigend auf die überreizten psychischen Zentren, indem sie die funktionell bedingte Hyperämie derselben beseitigt und durch starken Verbrauch von Nervenkräften in den motorischen Abschnitten des Nervensystems die übermässige Entwickelung von Erregungsarbeit in der Sphäre der psychischen Zentren hintanhält. Mit der Herabsetzung des Erregbarkeitsniveaus in letzteren geht notwendig eine Steigerung der Leistungsfähigkeit in den motorischen Zentren und Bahnen einher. Auch in anderer Hinsicht erfährt die Psyche durch die Bewegung eine sehr günstige Beeinflussung; der Wille wird gekräftigt, das Selbstvertrauen gehoben und häufig auch die Aufmerksamkeit von dem vorhandenen Krankheitszustande abgelenkt. Die Leibesübung gestaltet sich derart zu einem nicht zu unterschätzenden Faktor für die psychische Behandlung der uns beschäftigenden Zustände.

Unter den verschiedenen Arten der Gymnastik, die wir hier in Betracht ziehen müssen, verdienen in erster Linie die Freiübungen nach der Schreber'schen Methode genannt zu werden.

Sie lassen sich auch bei körperlich wenig leistungsfähigen Individuen in Gebrauch ziehen und bilden in vielen Fällen eine wertvolle Vorbereitung für die anstrengenderen Übungen. Schreber hat in seiner Schrift „Ärztliche Zimmergymnastik" eine Reihe von Vorschriften für zimmergymnastische Übungen zu verschiedenen Heilzwecken angegeben, von welchen die meisten bei den uns beschäftigenden Zuständen Verwendung finden können (Vorschrift gegen allgemeine Muskel- und Nervenschwäche, zur Ableitung des Blutandranges und chronischer Schmerz- und Reizzustände von Kopf und Brust, gegen Trägheit der Unterleibsfunktionen etc.). Betreffs der Details dieser Vorschriften muss ich auf das Schreber'sche Buch verweisen. Die einzelnen gymnastischen Rezepte Schreber's enthalten manche meines Erachtens wertlose Details; jeder Arzt ist jedoch in der Lage, diese von den nützlichen Bewegungen zu unterscheiden und, soweit es der Einzelfall erheischt, auch aus mehreren Schreber'schen Rezepten die brauchbaren Elemente zu kombinieren[1]).

An die Schreber'sche Zimmergymnastik schliessen sich zunächst die Hantelübungen an, welche sehr viele Variationen gestatten[2]) und durch das Gewicht der verwendeten Hanteln und die Zeitdauer der Übung eine der Leistungsfähigkeit des Patienten entsprechende Dosierung zulassen. Eine Dosierung der Arbeitsleistung gestattet auch der Gärtner'sche Ergostat, der jedoch nur bestimmte Muskelgruppen zu einer sehr monotonen Tätigkeit nötigt und deshalb sich nur wenig empfiehlt. Die verschiedenen Zimmerturnapparate (Ruder-, Bergsteigeapparate etc.) können neben Frei- und Hantelübungen Verwendung finden. Zur ausschliesslichen Benützung eignen sie sich bei den hier in Betracht kommenden Zuständen nicht. Die schwedische oder Ling'sche Heilgymnastik erheischt die Mitwirkung des Arztes oder eines Gehilfen (eines „Gymnasten"). Dieselbe mag für die Behandlung mancher hysterischer Schwächezustände und Lähmungen Vorteile bieten; im

---

[1]) Brauchbare Anleitungen für Zimmergymnastik liefern auch die „Hausgymnastik für Gesunde und Kranke" von Angerstein und Eckler und die „Zimmergymnastik" von Fromm.

[2]) Vgl. Ernst Eiselen's Hantelübungen für Turner und Zimmerturner. 3. Aufl. bearbeitet von Wassmannsdorf. Berlin, G. Reimer, 1883.

grossen und ganzen ist sie bei nervösen Schwächezuständen entbehrlich, und was von anderer Seite zugunsten ihrer Verwendung
bei Neurasthenischen angeführt wird, kann ich nicht für stichhaltig
erachten.

Das gewöhnliche (deutsche) Turnen muss dagegen, sofern dasselbe mit Maass betrieben und bei demselben weniger auf akro-
batische Leistungen als auf gleichmässige Durchübung und Stär-
kung der Muskulatur gesehen wird, als eine Art der Bewegungskur bezeichnet werden, welche in vielen Fällen nachdrückliche
Empfehlung verdient; ich habe von demselben besonders bei
jüngeren kräftigen Individuen oft erfreuliche Erfolge gesehen.
Auch die in den medikomechanischen Instituten geübte Zander-
sche Maschinengymnastik erweist sich bei manchen Neurasthenischen von Nutzen; dass bei Hysterischen mit dieser Behandlungsmethode nicht viel auszurichten ist, wird dagegen selbst von einem
der eifrigsten Apostel derselben (Nebel) zugestanden.

Das dem Nervensystem und dem Gesamtorganismus erforderliche Maass von Muskeltätigkeit kann auch durch die dem Vergnügen (oder praktischen Zwecken) dienenden Leibesübungen
(Schlittschuhlaufen, Jagen, Bergsteigen, Reiten, Rudern, Fechten,
Velozipedfahren), ebenso aber auch durch gewisse Arbeiten (Holzspalten, Gartenarbeit) und die einfachste und jedermann am leich-
testen zugängliche Leibesübung (Spazierengehen) und ausgedehntere
Märsche erreicht werden. Diese Arten der Gymnastik haben fast
sämtlich noch den grossen Vorteil, dass sie mit dem Genusse
frischer Luft verknüpft sind. Auch ist die Freude, die sie dem
einigermaassen Geübten bereiten, für leidende Nerven ein sehr
wohltätiger Faktor. So zweifellos es nun ist, dass alle diese
Übungen bei Personen, welche über genügende Körperkraft verfügen, sich sehr erspriesslich erweisen können, so zweifellos ist es,
dass dieselben auch schaden, eine bestehende Nervenerschöpfung
steigern können, wenn sie von zu schwächlichen Individuen unternommen oder von kräftigen im Übermaass betrieben werden.

Das momentane Vergnügen, welches namentlich mit den Sports-
übungen sich verbindet, der törichte Ehrgeiz, es anderen gleich
zu tun, und auch irrtümliche Vorstellungen über den Nutzen der
Körpertätigkeit veranlassen nicht selten Leidende, die Grenzen

zu überschreiten, innerhalb welcher die Bewegung für sie wohltätig ist. Der Arzt hat daher die Pflicht, da, wo die in Rede stehenden Arten der Leibesübung sich empfehlen, darauf zu dringen, dass eine vorsichtige, nur ganz sukzessive die Leistungen steigernde Trainierung vorgenommen wird und sehr starke Ermüdungen (namentlich aber häufige starke Ermüdungen) gänzlich vermieden werden. Dabei darf auch nicht unbeachtet bleiben, dass die verschiedenen Leibesübungen in ihrem Heilwert für den Einzelfall der hier in Betracht kommenden Leiden durchaus nicht gleich stehen und manche Arten der Gymnastik, auch wenn sie nicht im Übermaass kultiviert werden, verschlimmernd auf einzelne Krankheitserscheinungen einwirken können. Die Indikationen für die einzelnen Leibesübungen lassen sich nach meinen Erfahrungen in folgender Weise formulieren:

Bei Cerebrasthenie mässigen Grades (insbesonders bei Cerebrasthenischen mit hypochondrischer Verstimmung) sind alle Arten der Gymnastik verwertbar und muss sich die Art der Übung im allgemeinen nach der körperlichen Leistungsfähigkeit, den äusseren Verhältnissen und den Neigungen des Patienten richten. Nur ist bei Neigung zu Angstzuständen von denjenigen Leibesübungen abzusehen, welche leicht zu gewissen Fährlichkeiten führen oder die Vorstellung solcher erregen (Reiten, Rudern). Bei hochgradiger Cerebrasthenie ist, wie bereits erwähnt wurde, die Körperbewegung auf kleine Spaziergänge zu beschränken, wenn nicht absolute Ruhe für nötig erachtet wird. Bei Myelasthenie mit deutlicher Schwäche der Beine (speziell der sogenannten pseudoataktischen Form derselben) sind anstrengendere Übungen jeder Art im allgemeinen zu meiden. Mässige Spaziergänge und Zimmergymnastik nach Schreber'scher Vorschrift sind hier fast ausschliesslich am Platze. Die rhachialgische Form der Myelasthenie (Spinalirritation) ohne Beinschwäche bildet dagegen keine Kontraindikation gegen die Übungen, welche grösseren Kraftaufwand erheischen. Ich habe in manchen dieser Fälle gefunden, dass stärkere Fusstouren, Velozipedfahren, Bergsteigen etc. entschieden günstig wirkten.

Für die an nervöser Herzschwäche Leidenden eignen sich in erster Linie diejenigen Exerzitien, welche eine gewisse Abstufung

8*

gestatten, Spazierengehen und Fusspartien, die Schreber'sche
Zimmergymnastik, Hantelübungen, Bergsteigen, Gartenarbeit, auch
die Zander'sche Maschinengymnastik. Die Übungen, welche
unter Umständen wenigstens zu Aufregungen führen (Reiten,
Rudern), ebenso Schwimmen sind denselben zu widerraten. Bei
manchen dieser Patienten tut der Arzt gut, anfänglich wenigstens
die Übungen, welche er verordnet, in seiner Gegenwart vornehmen
zu lassen, damit er in der Lage ist, den Einfluss derselben auf
das Herz zu kontrollieren und dem Patienten jede Ängstlichkeit
bezüglich deren Wirkung zu nehmen. Bei sexueller Neurasthenie
mit Neigung zu übermässigen Pollutionen und Spermatorrhoe kann
sowohl Reiten als Velozipedfahren ungünstige Folgen nach sich
ziehen, während andere Leibesübungen (Zimmergymnastik, Turnen,
Schwimmen, Fusstouren etc.) von günstiger Wirkung sind. Wo
die Erscheinungen der sexuellen Schwäche sich mit myelastheni-
scher Schwäche der Beine vergesellschaften, sind jedoch die anstrengenderen Exerzitien überhaupt zu meiden, das gleiche gilt
für alle Fälle, in welchen Allgemeinernährung und Kräftezustand
ungünstig sind. Auch bei der nervösen Dyspepsie, welche Folge
geistiger Überbürdung ist, sind Leibesübungen nur in sehr be-
scheidenem Umfange zu gestatten. Ich habe manchen über-
arbeiteten Neurasthenischen gesehen, welcher durch zu reichliche
Bewegung seinen geringen Appetit nicht besserte, sondern ganz
appetitlos wurde. Wo es sich um Bekämpfung habitueller Obstipation handelt, leistet Zimmergymnastik (nach Schreber) oft
recht gute Dienste, viel weniger die einfache Bewegung im Freien,
von welcher sich Ärzte und Patienten sehr häufig grosse Dinge erwarten. Von den anstrengenderen Arten der Gymnastik sind
Turnen, Reiten, Rudern und Schwimmen gegen die Obstipation
besonders wirksam; natürlich dürfen diese Übungen nur herangezogen werden, wenn keine Kontraindikation durch den übrigen
Zustand des Patienten gegeben ist.

Für den Gebrauch der Gymnastik bei Hysterischen gelten im
wesentlichen die gleichen Grundsätze wie für die Neurasthenischen. Wo es sich um Beseitigung von Schwächezuständen und
Lähmungen der Glieder handelt, welch letztere bei Hysterischen
gewöhnlich unvollständig sind und noch gewisse Bewegungen zu-

lassen, wird der Arzt anfänglich jedenfalls die Übungen, deren
Ausführung dem Kranken möglich ist, unter seiner Leitung vornehmen lassen; dabei müssen die verlangten Leistungen unter
wohlwollendem, aber energischem Zuspruch sachte und systematisch
gesteigert und der Kranke auf jeden Fortschritt sofort aufmerksam gemacht werden. Bei Lähmungen der Arme kann man nach
Charcot's Vorschlag ein Dynamometer verwenden, an welchem
der Patient wenn möglich einen von Tag zu Tag steigenden Ausschlag erzielen soll.

XI. Psychische Behandlung.

a) Psychische Allgemeinbehandlung.

Man darf es wohl als einen fundamentalen Fortschritt erachten, dass heutzutage die Erkenntnis von der Möglichkeit und
selbst Notwendigkeit einer seelischen Behandlung bei neurasthenischen und hysterischen Zuständen überall in den ärztlichen Kreisen
Eingang gefunden hat. Wir hatten im Vorhergehenden bereits
Veranlassung, eine Reihe von Massnahmen zu erwähnen, die in
dieses Gebiet einschlagen, und auf die wir hier nur mehr zu verweisen brauchen: Das Verbot geistiger Überanstrengung, die Abhaltung ungünstig wirkender gemütlicher Erregungen, die Notwendigkeit der Entfernung der Kranken aus ihrer gewohnten
Umgebung (Isolierung) in gewissen Fällen, die Fürsorge für geeignete und dem Kräftezustande angepasste geistige und körperliche Beschäftigung. Auch die Eheschliessung, sofern man damit
einen Heilzweck verfolgt, gehört wenigstens teilweise in dieses Gebiet. Bei den genannten Massnahmen handelt es sich im wesentlichen um Fernhaltung von Schädlichkeiten, also um eine Art
negativer Behandlung. Wir sind jedoch in der Lage, auch in
positiver Weise die Psyche des Kranken in einer unserem Heil-
bestreben dienenden Weise zu beeinflussen. Von den Mitteln, die
sich uns zu diesem Zwecke darbieten, wollen wir hier die Aufklärung des Leidenden über seinen Zustand zunächst in Betracht ziehen. Der Wert dieses Momentes wird nur von dem-
jenigen richtig gewürdigt werden, der berücksichtigt, welch' mäch-

tigen Einfluss Befürchtungen sowohl auf die Einzelsymptome, wie
auf den Gesamtzustand bei sehr vielen der uns beschäftigenden
Leiden äussern. Was die Kranken quält und belästigt, was ihnen
Lebensmut und Lebensfreude nimmt, ist ungemein häufig nicht der
Komplex nervöser Störungen, mit dem sie behaftet sind, sondern
die Deutung, die sie daran knüpfen, die Kette von Sorgen und
Beunruhigungen, die hierdurch in ihnen unterhalten wird. Bald ist
es die Idee, von einem unheilbaren Hirnleiden oder geistiger Störung
bedroht zu sein, bald die Besorgnis, an beginnender Rückenmarks-
schwindsucht zu laborieren, bald die Furcht vor Schlaganfällen, die
dem Kranken das Leben erschwert. Und selbst da, wo keinerlei
Befürchtungen bezüglich irgend einer bestimmten Erkrankung bestehen, sehen wir nicht selten, dass der Leidende seinen Zustand
für viel bedenklicher erachtet, als der Tatbestand rechtfertigt,
dass er ohne zureichenden Grund die Hoffnung auf Genesung und
Wiedererlangung seiner früheren Genuss- und Arbeitsfähigkeit
aufgibt. Die Aufklärung, die wir in solchen Fällen geben können,
hat, wenn sie in richtiger Weise geboten wird, den gewiss nicht
zu unterschätzenden Erfolg, dass sie die Krankheitserscheinungen
auf ihre ursprüngliche, durch die Veränderungen im Nervensystem
bedingte Gestaltung und Intensität zurückführt, dass sie mit den
Befürchtungen auch alles das beseitigt, was die erregte Phantasie
des Leidenden zur Verstärkung und Ausbreitung der Störungen
beigetragen hat. Und nicht bloss dies. Der Zustand der in Rede
stehenden Kranken ist bekanntlich ein sehr wechselnder. Die Aufklärung, die wir geben, ist nicht bloss ein Mittel zu augenblicklicher Beruhigung, sie ist auch eine Waffe für die Zukunft im
Kampfe gegen die vielgestaltigen Äusserungen des Leidens. Denn
weiss der Kranke einmal, was bei ihm vorhanden ist, ist er unter-
richtet von dem möglichen Wechsel der Symptome, so wird er
auch neu auftretenden Erscheinungen gegenüber seine Gemüts-
ruhe wahren. Damit indes die Aufklärung ihre Wirkung nicht
verfehle, ist verschiedenes nötig. Sie muss zunächst zur Grundlage eine eingehende Untersuchung des Kranken haben. Nur hierdurch können wir den Leidenden überzeugen, dass wir seine Klagen
ernst nehmen, und dass unser Urteil über seinen Zustand eine
zuverlässige Basis besitzt. Sodann muss die Erklärung mit dem

der Sache entsprechenden Ernste und in einer dem Verständnisse des Kranken angepassten Weise erfolgen. Den Kranken, der sich in Klagen erschöpft, wie es leider heutzutage noch öfters geschieht, einfach auszulachen und im Hinweise auf sein blühendes Aussehen zu verspotten, oder ihm zu sagen, dass ihm nichts fehle, und dass seine Klagen auf Einbildung beruhen, weil sich kein organisches Leiden bei demselben nachweisen lässt, derartiges Vorgehen erzeugt meist nicht einmal vorübergehende und niemals dauernde Beruhigung, wohl aber häufig Misstrauen und Geringschätzung oder Verbitterung gegenüber dem ärztlichen Stande. Es muss vor allem dem Kranken zugegeben werden, dass bei ihm ein Leiden vorhanden ist. Gebildete Kranke sind heutzutage zumeist mit dem Unterschiede zwischen sogenannten organischen und funktionellen Nervenleiden vertraut; für solche genügt die Versicherung, dass es sich lediglich um eine von den letzteren Erkrankungen handelt, wobei natürlich die günstigere Stellung letzterer in bezug auf die Möglichkeit einer Heilung oder Besserung zu betonen ist. Ungebildeten Kranken gegenüber hat man hier oft einen schwereren Standpunkt, indes gelingt es auch hier zumeist, durch passende Illustrierung eine sachgemässe Beurteilung des Zustandes anzubahnen. Mit der Information über die Art des vorhandenen Leidens ist indes in den meisten Fällen dem Kranken nicht völlig gedient. Es muss demselben auch die Quelle der Nervenzerrüttung in seinem Falle bezeichnet werden; erst hierdurch wird ein wirkliches Verständnis für das Leiden und die Möglichkeit der Meidung der in Betracht kommenden Schädlichkeiten herbeigeführt, zugleich aber auch dem Patienten Gewissheit gegeben, dass der Arzt seinen Zustand richtig beurteilt. Dass die Persönlichkeit des Arztes, das Maass des Vertrauens, welches demselben von dem Kranken entgegengebracht wird, für den Einfluss der Erklärung auf das Gemüt und damit auch auf den Zustand des Leidenden mit bestimmend ist, bin ich weit entfernt, in Abrede zu stellen. Es ist auch naheliegend, dass man dem Urteile des Arztes, der grössere Erfahrung auf dem betreffenden Krankheitsgebiete besitzt, mehr Gewicht beimisst, als dem des in dieser Hinsicht minder versierten allgemeinen Praktikers. Bei

vielen Kranken ist jedoch das Bewusstsein, dass sie mit einem
Leiden behaftet sind, welches der Heilung oder wenigstens entschiedener Besserung zugänglich ist, durch Versicherungen allein
auf die Dauer nicht aufrecht zu erhalten. Tatsachen sind auch
für Kranke immer bessere Argumente als Worte. Jede Verordnung, jede therapeutische Massnahme, die in irgend einer Beziehung Besserung des Zustandes herbeiführt, hält das Vertrauen
in den Ausspruch des Arztes aufrecht, erfüllt den Leidenden mit
wohltätiger Hoffnung und wirkt daher auch in psychischer Beziehung als Heilmittel.

Neben der Aufklärung über den vorhandenen Krankheitszustand bietet sich als weitere positive Aufgabe für den Arzt eine
Art erzieherlicher Beeinflussung des Kranken. Diese muss darauf
hinzielen, dass das Verhalten des Kranken gegenüber der Aussen-
welt, sein ganzes Tun und Lassen, sowie seine Auffassung der
wechselnden Äusserungen seines Leidens in einem richtigen, vernünftigen Verhältnisse zu seinem Zustande sich befinden. Krank
zu sein, nicht mehr an den Genüssen des Lebens wie Andere teil-
nehmen zu können, dünkt Vielen ein Geschick, das sich nur ertragen lässt, wenn die nähere und entferntere Umgebung in un-
begrenzter Weise ihre Teilnahme bekundet. Und sie wird zu
dieser Teilnahme zum Teil von seiten der Kranken durch Klagen
gezwungen, die ganz ausser Verhältnis zu dem vorhandenen Leiden
stehen. In solchen Fällen, d. h. solchen immerfort in Lamentos
sich ergehenden, ihre Beschwerden über jedes gerechte Maass
hinaus taxierenden Patienten gegenüber zeigt sich oft der Hinweis
auf Personen, die durch wirklich schwere Erkrankungen heim-
gesucht sind und ihr Geschick mit Ruhe ertragen, von entschiedener Wirkung. Es ist den Betreffenden einerseits ein Trost, zu
sehen, dass es auch noch schlimmere Leiden gibt als das ihre,
andererseits kommt ihnen der beschämende Abstand ihres Verhaltens von dem schwerer Heimgesuchter in sehr nützlicher Weise
zum Bewusstsein. Daneben muss natürlich die Notwendigkeit der
Selbstbeherrschung betont, die Aufbietung der vollen Willenskraft
gegen die Neigung zu übertriebener Ängstlichkeit, gegen die Ten-
denz, sich von dem Leiden beherrschen zu lassen, beansprucht
werden. Unsere Teilnahme für den Kranken darf uns daher auch

nie dazu verleiten, demselben irgend eine Tätigkeit oder Kurmaassnahme zu erlassen, welche sein Zustand erheischt. Er muss lernen, um den Zweck, die Genesung, zu erreichen, auch das Mittel nicht zu scheuen, selbst wenn dasselbe lästig und ungewohnt ist. In dieser Beziehung besitzen wir namentlich in der Hydrotherapie ein höchst schätzbares Mittel, die Willenskraft des Kranken zur Ertragung geringeren Ungemaches anzuregen. Es ist für viele Personen schon eine Leistung, des Morgens um 6 Uhr sich dem warmen Bette zu entreissen, noch grösser aber die Tat, sich unmittelbar aus der Bettwärme kommend mit einem feuchten, kalten Tuche umhüllen zu lassen. Der erste Eindruck ist hier ja kein sehr angenehmer; die Gewöhnung an das Aushalten dieser unangenehmen Einwirkung fördert den Mut und die Ausdauer auch in anderen Richtungen und gewährt dem Kranken ein grösseres Selbstvertrauen. Wo indes die Scheu vor geringem Weh, die übertriebene Angst vor Verschlimmerungen, die Neigung zur endlosen Klage durch freundlichen Zuspruch, sowie durch Hinweis auf andere Kranken nicht zu beseitigen ist, da erweist sich oft ein etwas derberes Anfassen von guter Wirkung. Hier ist unter Umständen energische Zurechtweisung, das ungeschminkte Vorhalten der Erbärmlichkeit dieses Gebahrens und der Verachtung, die dasselbe jedem Vernünftigen einflössen muss, am Platze. Ich habe namentlich jenen Neurasthenikern, die bei verhältnismässig geringen Beschwerden sich zu Lebensverwünschungen oder Selbstmordideen hinreissen liessen, in dieser Beziehung meine Meinung niemals vorenthalten und in der Regel mit gutem Erfolge.

Einen weiteren psychisch wichtigen Faktor bildet die ärztliche Regulierung der Lebensweise. Bei den vielen wegen ihres Zustandes ängstlichen und deshalb fortwährend in Zweifeln über das zu Unternehmende befangenen Kranken wird eine wohltätige Beruhigung des Gemütes und hiermit auch eine Erleichterung des ganzen Zustandes dadurch erreicht, dass man ihnen über die ganze Lebensführung, die Auswahl und Menge der Speisen und Getränke, die Art und Dauer der Beschäftigung, die körperliche Bewegung, passende Zerstreuungen, die Zeit des Zubettegehens und Aufstehens usw. genaue Vorschriften gibt. In ganz besonderem Maasse erheischen aber diese detailierte Direktion die Hysterischen und mit

hereditärer Neurasthenie Behafteten, bei welchen höhere Grade von
Abulie einen hervorstechenden Zug des psychischen Verhaltens bilden.
Die Fürsorge des Arztes darf sich jedoch bei diesen Kranken nicht
auf das Geben theoretischer Weisungen beschränken, deren Ausführung allzu leicht an der vorhandenen Abulie scheitert. Der
Arzt muss hier zum Teil direkt die Kranken zur Folgeleistung
gegenüber seinen Anordnungen mit dem nötigen Nachdruck an-
halten, zum Teil durch die Umgebung oder zuverlässiges Pflege-
personal sich der Folgeleistung versichern.

Glücklicherweise haben wir es keineswegs lediglich mit allzu
ängstlichen, zu Übertreibung neigenden und willensschwachen
Kranken zu tun. Nicht wenige Kranke, und zwar Frauen ebensowohl als Männer, haben ihren Zustand durch rastlose Tätigkeit,
durch selbstloseste Hingabe an die Anforderungen ihrer Stellung,
ihres Berufes sich zugezogen und sind auch dann, wenn bereits
die Zeichen der Erschöpfung des Nervensystems in deutlichster
Weise gegeben sind, nicht zu einem Aufgeben oder einer Beschränkung der aufreibenden Tätigkeit zu bewegen. Ehrgeiz,
Pflichtgefühl, Eltern- und Gattenliebe sind eben Triebfedern, deren
Wirksamkeit nicht mit der Leistungsfähigkeit des Nervensystems
ohne weiteres nachlässt. In solchen Fällen haben wir es natürlich nicht nötig, auf Übung der Willenstätigkeit hinzuwirken; wir
müssen vielmehr der hier offenbar übermächtigen Willensenergie
Zügel anlegen, indem wir dem Leidenden die verderblichen Folgen
eines Fortfahrens in seinen bisherigen Lebensgewohnheiten dar-
legen. Es ist zu diesem Behufe nicht erforderlich und nicht
wünschenswert, die Farben besonders schwarz aufzutragen, da dies
leicht eine hoffnungslose Stimmung erzeugt und solche die Sachlage noch verschlechtert.

Von manchen Seiten wurde versucht, die Erfahrung, die
man gelegentlich machte, dass durch heftige Gemütserregungen,
Schreck, Zorn, Angst, einzelne hysterische Erscheinungen unter-
drückt oder eine Änderung des Gesamtzustandes zum Besseren
angebahnt wurde, in der Therapie der Hysterie zu verwerten.
Man hat in diesem Sinne namentlich plötzliche kalte Übergiessungen
bei hysterischen Anfällen verwendet, mitunter mit Erfolg, oder

auch die Kranken nur mit dieser Prozedur oder anderen peinlichen Eingriffen, insbesondere mit schmerzhaften Operationen, bedroht, und wo dies nicht ausreichte, auch scheinbar schwere
Operationen ausgeführt. Hierdurch wurden allerdings in manchen
Fällen einzelne besonders hervortretende hysterische Symptome
(insbesondere Krampfanfälle) beseitigt oder gebessert. Eine wirk-
liche Heilung der Krankheit, d. h. eine Tilgung der hysterischen
Konstitution ist jedoch auf diesem Wege allein nie möglich. Dass
heftige psychische Erregungen ebensowohl als intensive Schmerzreize hemmend auf die explosiven motorischen Tendenzen, die
ausser Rand und Band geratene Reflextätigkeit Hysterischer wirken
können, ist zweifellos. Allein der momentanen Hemmung können
später stärkere motorische Entladungen oder äquivalente Erscheinungen anderer Art folgen. Der Effekt solch' gewaltsamer
Einwirkungen ist überhaupt nie genauer zu bestimmen. Berücksichtigt man diesen Umstand, so wird man im allgemeinen wenigstens von der Verwertung peinlicher seelischer Erschütterungen
und intensiver Schmerzreize bei den in Frage stehenden Kranken
absehen. Die Herbeiführung freudiger Erregungen ist dagegen,
wo immer sich hierzu ein Weg bietet, anzustreben. Die Freude,
die ja oft nur als Kontrastwirkung infolge der Beseitigung schmerz-
licher Gefühle auftritt, ist eine Medizin von unschätzbarem Werte
für Nervenerschöpfte. Ihr Einfluss ist um so grösser, je mehr
das Leiden durch Gemütsbewegungen entgegengesetzter Art bedingt war. So bewirkt die Erfüllung längst gehegter, heisser
Wünsche, die Befriedigung von Leidenschaften, wie geheimer Liebe,
brennenden Ehrgeizes etc., mitunter geradezu wunderbare Wand-
lungen in dem Befinden. Der günstige Einfluss der Freude muss
daher so weit als tunlich bei jeder Art von Behandlung in Rücksicht gezogen, es muss den Wünschen des Kranken jedes zulässige
Entgegenkommen gezeigt werden. Wer für das Gebirge schwärmt,
wird hier eher gesunden als an einem anderen minder sympathi-
schen Aufenthaltsorte, und es wird nicht ratsam sein, einen solchen
Patienten z. B. an die See zu schicken. Wer ein Freund heiterer
Gesellschaft ist, dem soll solche ohne dringende Veranlassung nicht
entzogen werden. Es ist daher auch sehr nützlich, den Kranken
auf etwaige Fortschritte in seinem Befinden von Zeit zu Zeit auf-

merksam zu machen. Die Freude an dem bereits Erreichten
fördert die Genesung ganz wesentlich.

b) Symptomatische Psychotherapie ohne Hypnose (Suggestivbehandlung im Wachen).

Was wir im Vorstehenden darlegten, kann als psychische Allgemeinbehandlung bezeichnet werden. Die betreffenden psychischen
Einwirkungen richten sich wenigstens in der Hauptsache gegen
den ganzen Krankheitszustand, nicht direkt gegen einzelne Symptome. Wir sind aber auch in der Lage, einzelne Krankheitserscheinungen direkt auf psychischem Wege zu beeinflussen, zu mildern und auch ganz zu beseitigen, also eine symptomatische Psychotherapie zu üben. Diese erweist sich in erster Linie bei jenen
Krankheitsymptomen, welche psychischen Ursprungs sind, wenn
auch keineswegs ausschliesslich bei solchen erfolgreich und leistet
daher im Bereiche der Hysterie ungleich mehr als dem der Neurasthenie. Das Wesentliche und allein Wirksame bei dieser Behandlung ist, dass wir die Vorstellung (Suggestion) der Heilung,
des Schwindens des in Betracht kommenden Symptomes bei dem
Kranken möglichst lebhaft und nachhaltig hervorrufen. Dies kann
sowohl in dem normalen wachen Zustande des Individuums als in
einem artifiziell erzeugten psychischen Zustande, der Hypnose, geschehen. Mit der hypnotisch-suggestiven Therapie werden wir uns
an späterer Stelle des Näheren befassen; hier wollen wir nur die
verschiedenen Arten suggestiver Behandlung im Wachzustande in
kurzem erörtern.

Die Vorstellung der Heilung, des Schwindens einer vorhandenen Krankheitserscheinung kann auf verschiedene Weise bei
dem zu Behandelnden erweckt (demselben suggeriert) werden.

a) Durch das blosse Wort, die mündliche Versicherung, dass
die betreffende Störung nicht mehr vorhanden ist, oder durch die
Ankündigung, dass dieselbe innerhalb einer gewissen Zeit verschwinden werde oder müsse, in manchen Fällen auch durch Befehle, welche zu einer bis dahin für unmöglich gehaltenen Leistung
auffordern. Die angeführten psychischen Einwirkungen lassen sich,
wenn bei dem Patienten der erforderliche Grad von Gläubigkeit
— Suggestibilität — vorhanden ist, bei einer Reihe neurastheni

scher oder hysterischer Zufälle mit Erfolg verwerten. So ist es mir öfters gelungen, topophobische Neurasthenische, welche längere Zeit schon nicht mehr allein auszugehen imstande waren, durch die energische Versicherung, dass sie überall hin allein gehen könnten, und dass ihnen dabei nicht das geringste zustossen werde, dahinzubringen, dass sie ohne Anstand wieder allein ausgehen konnten. Es ist mir ferner gelungen, intensiven Schlundkrampf, welcher das Schlucken verhinderte, durch die energische Versicherung: „Sie können schlucken", hysterischen Trismus durch die Versicherung: „Sie können den Mund öffnen", wenigstens zeitweilig zu beseitigen, ebenso fand ich die energische Versicherung: „Sie können" bei manchen hysterischen Lähmungen und Schwächezuständen (hysterischer Aphonie z. B.) von Nutzen. Durch Zureden lassen sich auch die hysterischen Anfälle z. T. beeinflussen. Bernheim berichtet, dass es ihm in den meisten Fällen gelingt, durch entsprechende Bemerkungen: „Nun ist es zu Ende, der Anfall bricht ab, wachen Sie auf", oder durch an die Umgebung gerichtete Äusserungen: „Sie werden sehen, wie sie gleich aufwachen wird", hysterische Anfälle sofort oder in einigen Minuten zum Stillstande zu bringen. Auch die Sekundärärzte und Krankenschwestern der Bernheim'schen Klinik sollen sich mit Erfolg des gleichen Verfahrens bedienen.

Leider erweisen sich — ich habe dies schon an anderem Orte[1]) erwähnt — die Hysterischen während ihrer Anfälle nicht überall in dem Maasse der verbalen Suggestion zugänglich wie in Nancy; häufig erzielt man statt einer Unterbrechung der Attaque nur vorübergehende Beruhigung Dennoch empfiehlt sich das Bernheim'sche Verfahren wegen seiner Einfachheit und Harmlosigkeit bei hysterischen Anfällen immer in erster Linie. Die Ankündigung, dass eine vorhandene Störung alsbald weichen werde, hat begreiflicherweise am meisten Aussichten auf Erfolg bei Symptomen, die gewöhnlich von transitorischem Charakter sind (Schmerzen, Tremor, Zuckungen etc.). Das Schwinden einer seit längerer Zeit bestehenden Krankheitserscheinung für einen bestimmten (näheren oder entfernteren) Termin anzukündigen, ist immer eine sehr unsichere

---

[1]) Path. u. Ther. der Neurasthenie und Hysterie S. 535.

Sache und empfiehlt sich für den ärztlichen Praktiker wenig, wenn auch durch diesen Modus procedendi in manchen Fällen (namentlich von Charlatanen) unstreitig Heilresultate herbeigeführt worden sind. Auch die Befehlsform der Heilsuggestion ist bei länger bestehenden Leiden ein sehr unsicheres und riskiertes Vorgehen und darum wohl nur in ganz vereinzelten Fällen ratsam. Zwar ist es öfters gelungen, bettlägerige Hysterische mit Lähmung der Beine dadurch, dass man sie ohne weiteres aus dem Bette nahm, auf die Füsse stellte und ihnen den Befehl erteilte, nunmehr zu gehen, von ihrer Lähmung zu befreien. Allein der Versuch, derartige Wunderkuren zu vollbringen, ist, wenn er ohne entsprechende Vorbereitung unternommen wird, nicht viel besser als ein Glücksspiel. Auch der Arzt von grösster Autorität ist keineswegs sicher, bei dem Patienten sofort jenen Grad von Suggestibilität zu finden, welcher seinem Worte Erfolg verschafft. Bleibt die erwartete Wirkung aus, so büsst der Arzt gewöhnlich das Vertrauen des Patienten sogleich ein; hiermit verliert er auch die Möglichkeit, auf anderem Wege dem Patienten sich nützlich zu erweisen. Jedenfalls empfiehlt es sich daher, den Kranken, bei welchem man mit dem Imperativ vorgehen will, für die Annahme dieser Art von Heilsuggestion vorher durch geeignete psychische Einwirkungen zu präparieren, wenn auch hierdurch ein Erfolg noch keineswegs gesichert wird [1]).

Die Beeinflussung durch das Wort (verbale Suggestion) spielt auch eine grosse Rolle bei der in den Glaubens- (oder Gebet-) Heilanstalten der Schweiz, Englands und anderer Länder geübten Behandlung. Es wird dort bei dem Kranken durch Gebete, Vorträge, biblische Stunden und andere Massnahmen die Vorstellung in sehr lebhafter Weise erregt, dass ihm die Heilung bevorstehe, oder bei ihm bereits eingetreten sei [2]).

---

[1]) Charcot bemerkte schon, dass man den Arzt nicht genug warnen könne, selbst bei unzweifelhaften psychischen Lähmungen die Rolle eines Thaumaturgen zu übernehmen, da der Erfolg eines Befehles abgesehen von dem Bereiche der Hypnose nicht zu berechnen sei.

[2]) Wie energisch dabei mitunter vorgegangen wird, erhellt aus einer Mitteilung über Ereignisse in einer Versammlung von Glaubensheilern: „Niemals werde ich die heftige Aufregung vergessen, welche bei einer der Versamm-

Die Beseitigung von Krankheitserscheinungen durch rein verbale Heilsuggestion im wachen Zustande setzt einen Grad von Gläubigkeit voraus, welchen wir bei nicht sehr vielen Menschen finden. In der Mehrzahl der Fälle ruft diese Suggestion eine Reihe von Gegenvorstellungen hervor, durch welche deren Annahme und Wirksamkeit verhindert wird. Deshalb sind wir zumeist genötigt, die Vorstellung der Heilung durch ein assoziatives Vehikel in den geistigen Organismus des Kranken einzuführen, ein Vehikel, welches das Haften und Unbekämpftbleiben dieser Vorstellung in gewissem Maasse sichert oder wenigstens erwarten lässt. Es geschieht dies, indem wir Mittel in Anwendung ziehen, welche den Kranken allgemein als Heilmittel bekannt sind oder im speziellen Falle als solche betrachtet werden. Das benützte Mittel braucht durch seine chemischen oder physikalischen Eigenschaften keine Wirkung auf das zu bekämpfende Symptom auszuüben, seine Beschaffenheit ist überhaupt nebensächlich, sofern es nur geeignet ist, bei dem Kranken die Erwartung einer Heilwirkung hervorzurufen, resp. die in dieser Richtung gegebene ärztliche Suggestion zu unterstützen (larvierte, maskierte, materielle Suggestion). Es kann daher auch ein zufällig und nicht in therapeutischer Absicht angewandtes Mittel unter Umständen einen Heilerfolg herbeiführen. So erzählt Sobernheim von einem mit Zungenlähmung behafteten Kranken, dessen Arzt nach vielen vergeblichen Bemühungen, die Lähmung zu beseitigen, ein neues Instrument seiner Erfindung versuchen wollte, zuvor jedoch ein Thermometer in den Mund einführte. Der Kranke glaubte, dass dieses das heilbringende Instrument sei, und war einige Minuten nach der Einführung von seiner Lähmung befreit. Da die grosse Mehrzahl der Menschen an die Heilkraft von Medikamenten glaubt, so liegt es nahe, dass sehr häufig die Heilsuggestion in medikamentöser Form gegeben wird. Die Wir-

lungen von Major P. erregt wurde, als er und einige Helfer aus einer Glaubensheilanstalt einen Patienten umstanden und ihn im Namen des Herrn salbten, sie riefen vereint mit lauter Stimme: „Er ist geheilt, er ist geheilt! Ich glaube es, ich glaube es!" und sie suchten den Kranken dazu zu bewegen, in ihr Jauchzen einzustimmen und zu sagen: „Ich bin geheilt, ich glaube es!" " (Glaubensheilung von A. T. Shofield, deutsch von Gräfin Elisabeth Gröben, S. 133.)

kungen, welche durch Brotpillen, Aqua colorata, Milchzuckerpulver, homöopathische und Mattei'sche Tinkturen und Kügelchen in manchen Fällen erreicht werden, sind bekannt. Ebenso können äusserlich, in Form von Einreibungen, Pflastern, Überschlägen etc. angewandte Mittel und subkutane Injektion von Aq. dest. oder indifferenten Lösungen in geeigneten Fällen gute Dienste leisten. Natürlich kommt es auch und zwar nicht selten vor, dass Ärzte in dem Glauben an die physiologische Wirksamkeit eines Mittels dasselbe darreichen, während dasselbe in den betreffenden Fällen, wenn überhaupt, nur auf suggestivem Wege nützt.

Die Gruppe der physikalischen Heilmittel liefert uns ebenfalls sehr geeignete, oft sogar viel brauchbarere Vehikel für die therapeutische Suggestion als die Apotheke. Dazu kommt in Betracht, dass viele Gebildete zu den physikalischen Agentien (den sogenannten Naturheilmitteln) mehr Vertrauen haben als zu pharmazeutischen Präparaten. Die verschiedenen Elektrisationsmethoden, hydriatische Prozeduren, Mineralquellbäder und Bäder mit verschiedenen Zusätzen, Magnete, Massage, Nägeli'sche Handgriffe etc., können je nach den Umständen des Falles, dem zur Verfügung stehenden Heilapparate und den Neigungen des Patienten in Gebrauch gezogen werden. Besonders ausgedehnte Verwertung gestattet die Elektrizität, weil dieselbe an den verschiedenen Körperstellen in beliebiger Intensität von der Stufe des noch nicht Fühlbaren bis zu sehr schmerzhafter Stärke sich anwenden lässt. Ich möchte jedoch nicht unterlassen, hier vor unnötiger elektrischer Misshandlung der Kranken, speziell allzu liberalem Gebrauche des von manchen Beobachtern besonders empfohlenen faradischen Pinsels zu warnen. Ich habe manche Fälle von Neurasthenie und Hysterie gesehen, in welchen durch sehr schmerzhafte Elektrisierung lediglich geschadet wurde. Es gibt viele Kranke, welche einen Heilerfolg nur von einer Elektrisation erwarten, die deutliche Empfindungen bei ihnen hervorruft, dagegen nur wenige, welche a priori ein besonderes Vertrauen zu sehr schmerzhaften Prozeduren haben. Jedenfalls ist aber der Arzt zumeist imstande, den nur mässige Empfindungen hervorrufenden Prozeduren die gleiche Suggestivwirkung zu verleihen wie den sehr unangenehmen Applikationen, so dass man tatsächlich zur Verwertung solcher nur in wenigen

Fällen (bei hysterischer Anästhesie insbesonders) genügenden Grund hat. Die statische Elektrizität bietet den besonderen Vorteil, dass sie in einer dem Kranken imponierenden Weise sich anwenden lässt, ohne nennenswerte Schmerzen zu verursachen.

Zu suggestivem Zwecke können ferner verschiedene Arten der Lokalbehandlung (Pinselungen des Rachens z. B. bei hysterischem Husten, Sondeneinführung bei hysterischem Ösophaguskrampf, Magenausspülungen bei hysterischem Erbrechen[1]), Gebrauch farbiger Gläser bei hysterischer Achromatopsie) dienen[2]). Dass bei der Beseitigung nervöser Beschwerden durch gynäkologische Behandlung geringfügiger Sexualleiden bei Frauen die Suggestion die Hauptrolle spielt, wird heutzutage auch von den Gynäkologen mehr und mehr anerkannt. Nach meinem Dafürhalten sind aber auch die wunderbaren Erfolge, welche manche Ärzte durch Lokalbehandlung der Pars prostat. urethrae durch Einführen medikamentöser Stäbchen oder Einspritzung von adstringierenden Lösungen etc. in dieselbe erzielt haben wollen, zum grössten Teile auf Suggestivwirkung zurückzuführen.

Es ist leicht verständlich, dass seitens der Ärzte die Vehikel der Heilsuggestion gewöhnlich dem Arsenal der regulären Therapie entnommen werden. Bei gläubigen (speziell religiös-gläubigen) Gemütern können jedoch auch durch reine Phantasieheilmittel, i. e. Mittel, welche an sich keinerlei Heilwert besitzen und lediglich auf die Phantasie, zum Teil auch auf die religiösen Vorstellungen des Kranken wirken, Heilresultate herbeigeführt werden. In diese Kategorie gehören: die Amulette, die Perkinschen Trak-

---

[1]) Bei der Hyperemesis gravidarum, deren hysterische Natur in neuerer Zeit von Kaltenbach, Alt und Keil nachgewiesen wurde, nahmen erstere Beobachter die Magenausspülung vor und suggerierten nach dieser, dass nunmehr alles Schädliche aus dem Magen entfernt sei und das Erbrechen aufhören müsse. Diese Suggestion erwies sich auch als wirksam, und die Kranken erholten sich alsbald.

[2]) In einigen von Féré beobachteten Fällen von Hysterie mit Achromatopsie für Violett stellte sich nach Durchsehen durch ein rotes Glas während mehrerer Minuten die Empfindung für Violett wieder ein. Zugleich erfuhr die zentrale Sehschärfe eine Besserung, und das Gesichtsfeld zeigte eine Erweiterung.

bei intelligenten Personen den vermissten Schlaf herbeiführen kann. Die hysterische Anurie ist öfters durch Pillen aus Mica panis mit entsprechender Suggestion behoben worden; solche leisten auch bei nervösem Husten, Schmerzen und Krämpfen nicht selten gute Dienste; bei hysterischen Lähmungen und Anästhesien wird man dagegen mit Pillen viel schwerer zu einem Resultate gelangen als mit Elektrisation und Massage, welche Prozeduren örtlich auf den funktionsgestörten Teil einwirken.

Von Wichtigkeit für die erfolgreiche Verwertung der symptomatischen Psychotherapie ist auch tieferes Eindringen in die Ätiologie und Mechanik der zu bekämpfenden Symptome. Die psychische Impotenz mag durch Brotpillen oder Aq. colorata öfters geheilt werden, weil sie lediglich oder wesentlich auf der Einbildung des Impotentseins beruht; die mit Spermatorrhoe verknüpfte Impotenz der sexuellen Exzedenten und Onanisten wird dagegen niemals durch Brotpillen geheilt. Eine hysterische Lähmung kann durch irgend eine auf die Phantasie des Kranken wirkende Prozedur plötzlich zum Schwinden gebracht werden. Ausgeprägte neurasthenische Muskelschwäche auf diesem Wege beseitigen zu wollen, wäre dagegen ein ganz verfehltes Unternehmen. Von der hysterischen (psychischen) Anorexie mag eine Kranke durch Aqua colorata oder ähnliches befreit werden; wo dagegen Appetitmangel durch habituelle Obstipation oder andauernde gemütliche Erregungen bedingt ist, ist mit Aqua colorata schwerlich etwas zu erreichen. Wir dürfen auch nicht ausser acht lassen, dass die Indikation für die symptomatische Psychotherapie erst da beginnt, wo die Indikationen für die Anwendung physiologisch wirksamer Mittel zu Ende sind, oder wo wir von dem Gebrauche solcher bestimmte Nachteile zu erwarten haben. Es ist völlig gerechtfertigt, wenn wir Schmerzen und Schlafmangel statt durch Morphium und Chloral durch indifferente, nur als Suggestionsvehikel dienende Mittel zu bekämpfen suchen, weil der Gebrauch der erwähnten physiologisch wirksamen Arzneien mit verschiedenen unangenehmen Neben- und Nachwirkungen verknüpft ist. Dagegen wäre es irrationell und ungerechtfertigt, wenn wir bei einem durch Blutverlust bedingten anämischen Zustande mit Aqua colorata statt mit Eisen und Hämoglobin helfen wollten.

c) Hypnotherapie.

Die Ansichten über den Heilwert der Hypnotherapie sind, obwohl dieselbe schon seit 20 Jahren ausgedehntere Anwendung in der ärztlichen Praxis findet, in medizinischen Kreisen noch immer sehr geteilt. Recht deutlich hat dies der Bericht gezeigt, welchen die von der Berlin-Brandenburg'schen Ärztekammer auf Veranlassung einer ministeriellen Verfügung gewählte Kommission (Mendel, Gock, D. Munter, Aschenborn) in Sachen der Hypnotherapie erstattete. Die absprechenden Ausführungen des Kommissionsberichtes sind, wie Forel in überzeugendster Weise darlegte, zum grössten Teile völlig unstichhaltig, was nicht auffällig erachtet werden kann, wenn man berücksichtigt, dass die Kompetenz der Kommissionsmitglieder für die in Betracht kommende Angelegenheit zum mindesten eine höchst fragliche ist. Die z. Z. noch in ärztlichen Kreisen bestehenden Meinungsverschiedenheiten über die Bedeutung der Hypnotherapie sind auf ähnliche Momente zurückzuführen, wie das Urteil der Berlin-Brandenburg'schen Ärztekommission. Ein sehr grosser Teil der Ärzte ist heutzutage leider noch sehr weit von der Erkenntnis entfernt, dass der Hypnotismus ein ganz spezielles Wissensgebiet darstellt, zu dessen Beurteilung die allgemeine ärztliche Bildung nicht ausreicht und daher nur diejenigen befähigt sind, welche sich mit demselben theoretisch und praktisch genügend vertraut gemacht haben. Eine Folge dieses Umstandes ist, dass über den Hypnotismus im allgemeinen und die Hypnotherapie im besonderen vielfach von Personen abgeurteilt wird, welche sich nie die Mühe genommen haben, sich über die Sache durch Studium und praktische Versuche einigermaassen zu orientieren.

Über Wert und Unwert eines Heilverfahrens kann jedoch, wie Forel mit vollem Rechte hervorhebt, weder durch Majoritäten noch durch offizielle Gutachten entschieden werden. Was speziell die Hypnotherapie betrifft, so sind die Ansichten über die Bedeutung derselben, von untergeordneten Fragen abgesehen, bei den in der Sache zweifellos kompetenten Ärzten keineswegs geteilt. „Soweit ich die Literatur übersehen kann," bemerkte ich in meinem Werke über den Hypnotismus, „ist kein Autor, welcher jahrelang mit voller Unbefangenheit und Unverdrossenheit die Hypnotherapie klinisch geprüft hat, zu einem absprechenden Urteile über dieselbe gelangt, und keiner von denjenigen, welche die Hypnotherapie als verwerflich oder entbehrlich bezeichneten, hat den Nachweis erbracht, dass seine Behauptungen auf ausreichende eigene Erfahrung sich stützen. Mit allgemeinen Redewendungen kann in einer solchen Angelegenheit nichts entschieden werden." Dieser Satz trifft auch heute noch völlig zu.

Die Fähigkeit, durch Hypnotisierungsprozeduren mehr oder minder beeinflusst, d. h. in irgend einen Grad des hypnotischen Zustandes versetzt zu werden — die Hypnotisierbarkeit — ist nicht, wie man früher vielfach annahm und auch jetzt noch von manchen geglaubt wird, auf eine Klasse von Menschen von besonderer geistiger Artung beschränkt.

Von den Vertretern der Schule der Salpêtrière wurde bekanntlich die Hypnotisierbarkeit als eine Eigentümlichkeit der Hysterischen bezeichnet. Demgegenüber wies Bernheim darauf hin, dass ihm bei seinem sehr gemischten Krankenmateriale in mehr als 90% der Fälle die Herbeiführung einer Hypnose gelang, was mit der Beschränkung der Hypnotisierbarkeit auf Hysterische sich nicht vereinigen lasse. Forel ging einen Schritt weiter, indem er erklärte, dass jeder geistesgesunde Mensch hypnotisierbar sei und nur momentane Umstände die Hypnotisierung bei Geistesgesunden verhindern könnten. Vogt, der mit seinen Hypnotisierungsresultaten alle Vorgänger überholte, bekannte sich sogar zu der Anschauung, dass jeder Geistesgesunde nicht nur hypnotisierbar, sondern selbst in den tiefsten hypnotischen Zustand, den Somnambulismus, zu versetzen sei.

Meine eigene Erfahrung gestattet mir nur, wie ich dies schon in meinem Werke „Der Hypnotismus"[1]) ausgesprochen habe, mich dem Satze Forel's anzuschliessen. Auch nach meiner Ansicht ist jeder geistesgesunde Mensch in Hypnose zu versetzen. Allein diese theoretisch anzunehmende allgemeine Hypnotisierbarkeit gibt uns keinerlei Aufschluss über die Schwierigkeiten,

---

[1]) Löwenfeld, Der Hypnotismus, Handbuch der Lehre von der Hypnose und der Suggestion. Wiesbaden, J. F. Bergmann, 1901, S. 95.

denen wir bei der Hypnotisierung für die Zwecke der ärztlichen Praxis begegnen. Die Patienten, welche in erster Linie für die hypnotische Behandlung in Betracht kommen, können nicht sämtlich oder auch nur überwiegend als völlig geistesgesund betrachtet werden; es sind zum grossen Teile Nervenkranke mit psychischen Anomalien oder Individuen, bei denen gewisse psychopathische Zustände im Vordergrunde stehen. Von den eigentlichen Geisteskranken, bei welchen die hypnotische Behandlung im ganzen eine untergeordnete Rolle spielt und von welchen nur 10% bisher hypnotisierbar gefunden wurden, sehe ich hier ganz ab. Das Vorhandensein irgend welcher psychischer Anomalien bei Kranken bildet nicht notwendig eine Erschwerung für die Hypnotisierung. So sind, um ein Beispiel anzuführen, manche an Zwangsvorstellungen und Angstzuständen Leidende ausserordentlich leicht hypnotisierbar. In einer erheblichen Anzahl von Fällen entspringen jedoch aus dem psychischen Verhalten der zu Behandelnden, speziell den vorhandenen psychischen Anomalien, mehr oder minder erhebliche Schwierigkeiten für die Hypnotisierung.

Man kann bei Gesunden, noch mehr bei Kranken drei Grade der Hypnotisierbarkeit, die selbstverständlich sich nicht strenge voneinander sondern, unterscheiden und demzufolge von Leichthypnotisierbaren, von Individuen von mittlerer Hypnotisierbarkeit und Schwerhypnotisierbaren sprechen. Von dem für die hypnotische Behandlung in Betracht kommenden Krankenmateriale entfallen nach meinen Wahrnehmungen etwa 20% auf die Kategorie der Leichthypnotisierbaren, 50—55% auf die Kategorie mit mittlerer Hypnotisierbarkeit und 25—30% auf die Klasse der Schwerhypnotisierbaren. Dies will besagen: Die Zahl der Schwerhypnotisierbaren ist grösser als die derjenigen, bei denen die Hypnotisierung auffallend leicht gelingt. Bei letzteren kann durch sehr verschiedene Methoden, selbst ganz einfache und mangelhafte Verfahren Hypnose erzielt werden, während bei den Schwerhypnotisierbaren nicht selten nur durch ausdauernde Versuche und sorgfältig angepasste, kompliziertere Verfahren ein Erfolg zu erreichen ist.

In betreff des Einflusses der einzelnen Einschläferungsprozeduren auf die Hypnotisierbarkeit des Individuums sind irrtümliche Anschauungen sehr verbreitet. Vielfach wird geglaubt, dass die

Hypnotisierbarkeit, nachdem die erste Hypnose gelungen ist, bei
öfterer Wiederholung der Einschläferung stetig wächst. Man hat
diesen Umstand sogar als eine Gefahr für den Behandelten hingestellt, indem man behauptete, dass die gesteigerte Hypnotisierbarkeit die Hypnotisierung des Patienten durch Jedermann und
selbst gegen seinen Willen, sowie das Eintreten von Autohypnosen
ermögliche.

Tatsächlich wächst jedoch die Hypnotisierbarkeit bei öfterer
Wiederholung der Hypnotisierung in der grossen Mehrzahl der
Fälle nur in recht beschränktem Maasse an, und es findet, was
ich besonders betonen muss, keineswegs eine allmähliche Ausgleichung der ursprünglich vorhandenen Differenzen in der Hypnotisierbarkeit statt. Bei den anfänglich schwer Hypnotisierbaren
mag im Laufe der Zeit die Hypnotisierung sich erheblich leichter
gestalten, sie rücken aber deswegen noch keineswegs in die Kategorie der Leichthypnotisierbaren vor.

Die Leistungsfähigkeit unserer Hypnotisierungstechnik muss
begreiflicherweise, wenn sie den Anforderungen der Praxis genügen
soll, eine solche sein. dass sie auch eine hypnotische Behandlung
der Schwerhypnotisierbaren ermöglicht. Wenn wir uns fragen, ob
dieses Ziel gegenwärtig schon als erreicht angesehen werden kann,
so muss dies entschieden bejaht werden.

Die Fortschritte, welche die Hypnotisierungstechnik in den
letzten Jahren gemacht hat, sind derart, dass, wenn wir von den
Geisteskranken absehen, gegenwärtig nur mehr von relativ, nicht
von absolut refraktären Fällen gesprochen werden kann; d. h. es
kommen auch bei Verwertung unserer verbesserten Technik noch
immer Fälle vor, in welchen bei den ersten Einschläferungsver-
suchen oder einige Zeit hindurch keine ausgesprochene hypnotische
Beeinflussung zu erzielen ist. Allein die Zahl dieser Fälle ist doch
erheblich geringer als früher, und die Erfahrung lehrt, dass bei
denselben, wenn Arzt und Patient die nötige Geduld aufwenden,
ein Erfolg schliesslich nicht ausbleibt. Immerhin muss jedoch zugegeben werden, dass auch jetzt noch die Fälle, welche selbst dem
wohlerfahrenen Hypnotiseur Schwierigkeiten bereiten und sehr viel
Geduld und Umsicht erheischen, keineswegs selten sind und daher

unsere Hypnotisierungsverfahren noch immer als weiterer Verbesserung bedürftig betrachtet werden müssen.

Auf die Details der Hypnotisationstechnik, mit welcher der
hypnotherapeutisch tätige Arzt vertraut sein muss, und die Fortschritte, die auf diesem Gebiete in den letzten Jahren gemacht
wurden, kann hier nicht näher eingegangen werden. Ich möchte
hier nur auf die Vorteile hinweisen, welche die von Vogt in die
Praxis eingeführte fraktionierte Methode, deren auch ich mich vorwaltend bediene, gegenüber den übrigen suggestiven Einschläferungsverfahren besitzt. Das Prinzip der Methode besteht darin, dass
die Einschläferung nicht in einem Zuge, wie bei den übrigen Einschläferungsprozeduren, sondern in mehreren Absätzen geschieht,
d. h., dass man mehrere kurze, durch Aufwecken unterbrochene
Hypnotisierungen aufeinanderfolgen lässt, bei welchen man immer
eine tiefere Beeinflussung zu erzielen sucht. Das Befragen
des Patienten nach oder auch während der einzelnen Einschläfe-
rungsprozedur hat den Vorteil, dass wir uns über die Wirkung der
einzelnen Eingebungen orientieren und darnach die Formulierung
der weiteren Eingebungen gestalten können, während bei den
übrigen Einschläferungsverfahren der Hypnotiseur bis zur Beendung
der Prozedur darüber im unklaren bleibt, ob und inwieweit sich
seine Eingebungen realisieren. Die therapeutische Verwendung der
Hypnose, so wie dieselbe gegenwärtig geübt wird, beruht auf der
Ausnützung verschiedener Seiten des hypnotischen Zustandes, und
wir haben deshalb nicht mehr ein einziges, sondern mehrere hypnotherapeutische Verfahren z. Z. in Gebrauch:

A. Therapeutische Verwertung des hypnotischen Schlafzustandes allein.

B. Ausnützung der dem hypnotischen Zustande eigentümlichen
erhöhten Suggestibilität (hypnotische Suggestivbehandlung).

C. Verwertung der gesteigerten Erinnerungsfähigkeit in der
Hypnose (der hypnotischen Hypermnesie).

Was zunächst das ersterwähnte hypnotherapeutische Verfahren
anbelangt, so erscheint es einigermassen auffällig, dass derjenige
Zustand, welcher an der Hypnose in erster Linie die Aufmerksamkeit beansprucht — der hypnotische Schlaf- oder Ruhezustand —
bisher verhältnismässig wenig Verwertung für Behandlungszwecke

gefunden hat und für die Auffassung vieler Ärzte der Schlaf nur eine nebensächliche Begleiterscheinung der Suggestibilitätssteigerung bildet. Eine gewisse Erklärung findet dieser Umstand darin, dass Liébeault und Bernheim, die Begründer der neueren Hypnotherapie, dem hypnotischen Schlafe als solchem in therapeutischer Hinsicht keine besondere Bedeutung beilegten [1]) und manche andere hervorragende Vertreter der Hypnotherapie, z. B. Forel, bei ihren Hypnotisierungsmethoden weniger einen eigentlichen Schlafzustand als erhöhte Suggestibilität herbeizuführen strebten. Die günstigen Wirkungen, welche der natürliche Schlaf bei sehr vielen Krankheitszuständen, insbesondere des Nervensystems, äussert, legt aber schon nahe, dass wir von dem hypnotischen Zustande an sich ähnliche Effekte erwarten dürfen. Ich habe schon zu Beginn meiner hypnotischen Praxis die beruhigenden Wirkungen der Hypnose verschiedenfach mit Erfolg verwertet, und Ähnliches wird von einer Reihe anderer Autoren berichtet. Es ist jedoch Wetterstrand's spezielles Verdienst, die systematische und prolongierte Ausnutzung des hypnotischen Schlafes in der Form von Schlafkuren in die Praxis eingeführt zu haben. Wetterstrand scheute nicht davor zurück, den „künstlich verlängerten" Schlaf über mehrere Wochen und selbst über Monate auszudehnen, und er erzielte hiermit in einzelnen Fällen von schwerer Hysterie mit psychischen Störungen sowie von chronischen Intoxikationen (Morphinismus, Alkoholismus etc.) höchst beachtenswerte Resultate. Wenn die ausgedehnten Schlafkuren Wetterstrand's in Deutschland wie auch in anderen Ländern bisher wenig Verwertung gefunden haben, so liegt dies wohl in erster Linie an den Schwierigkeiten, mit welchen die Durchführung solcher Kuren verknüpft ist. Die Verlängerung des hypnotischen Schlafes über eine Mehrzahl von Stunden ist dagegen eine Maassnahme, welche sicher in vielen Fällen regelmässig täglich oder einige Male in der Woche durchführbar ist und sich überall da, wo wir beruhigende Wirkungen erzielen wollen, von Nutzen erweisen wird. Wenn man die Hypnotisierung in der Behausung des Patienten vornimmt, hat der Arzt es nicht nötig, zum

---

1) Bezeichnend in dieser Beziehung ist schon der Umstand, dass Bernheim sein erstes 1884—86 publiziertes Werk über den Hypnotismus „de la Suggestion" betitelte.

Behufe des Erweckens seinen Besuch bei dem Patienten zu wieder-
holen; es genügt zumeist, wenn man dem Patienten die Eingebung
erteilt, dass er nach einer gewissen Zeit aufwachen werde, und zu
langes Fortschlafen des Patienten ist hierbei in der Regel nicht zu
befürchten, eher ein zu frühes Aufwachen. Ist es aus dem einen
oder anderen Grunde wünschenswert, dass der Patient zu der angegebenen Zeit erwacht, so kann man das Erwecken, falls die erteilte Eingebung nicht die erwartete Wirkung hat, einer entsprechend instruierten Person aus der Umgebung des Kranken
überlassen.

Die therapeutische Ausnutzung der gesteigerten Suggestibilität
in der Hypnose geschieht zur Zeit nicht mehr lediglich in der
Form des Suggestivverfahrens, d. h. wir beschränken uns nicht
mehr darauf, dem Kranken in der Hypnose auf verbalem Wege
Eingebungen zu erteilen, welche auf sein Leiden einwirken sollen.
Wir machen in der Hypnose auch von psychotherapeutischen Einwirkungen nicht suggestiven Charakters Gebrauch, so dass die
Sonderstellung der Hypnotherapie den verschiedenen Methoden der
psychischen Wachbehandlung gegenüber in der Hauptsache beseitigt ist.

Die hypnotische Suggestivmethode wird noch immer nach den
von Liébeault angegebenen Prinzipien geübt, doch hat die fort-
schreitende Erfahrung zu manchen Änderungen in der Technik
dieses Verfahrens geführt, die von nicht zu unterschätzender Bedeutung sind. Der Enthusiasmus, welchen die Erfolge der Hypnotherapie in der ersten Zeit ihrer Anwendung bei manchen ihrer
Anhänger erweckten, und die Wunderkuren, welche auch die Wachsuggestion gelegentlich zustande bringt, haben zweifellos da und
dort zu einer Überschätzung der Leistungen der hypnotischen
Suggestion geführt, die jedoch im Laufe der Jahre einer besseren
Einsicht Platz machen musste. Heutzutage darf der Glaube als
überwunden bezeichnet werden, dass wir in der hypnotischen
Suggestion eine Art Zauberformel besitzen, die ihre Wirkung nicht
versagt, wann, wo und wie sie gebraucht wird. Der mystische
Schein, welcher die hypnotische Suggestivtherapie früher umgab,
ist beseitigt, und das Verfahren hat eine Gestaltung angenommen,
wodurch dasselbe den übrigen psychotherapeutischen Methoden sich

toren (kleine Metallplatten), das Voltakreuz, Lourdeswasser, ge-
weihte Öle, Reliquien, die verschiedenartigsten Sympathiemittel und
allem Anscheine nach auch die von B u r q in die Praxis eingeführte „externe Metallotherapie". Durch alle diese Mittel sind
schon Krankheitserscheinungen beseitigt worden, welche anderen, anscheinend rationellen therapeutischen Einwirkungen getrotzt hatten.

Die Wichtigkeit der symptomatischen Psychotherapie für die
alltägliche ärztliche Praxis veranlasst uns hier noch einige Bemerkungen allgemeiner Natur anzufügen. Je grösser das Vertrauen, welches der Patient dem Arzte entgegenbringt, und je
grösser dessen Gläubigkeit im allgemeinen ist, um so einfachere
Mittel genügen zur Erzielung eines Heilerfolges. So habe ich bei
hysterischen Kindern wiederholt heftige Schmerzanfälle, gegen
welche verschiedene Medikamente vergeblich angewendet worden
waren, durch kalte Waschungen der betreffenden Teile zu unter-
drücken vermocht. Bei Erwachsenen würde man mit einem derartigen Verfahren wohl nur sehr selten reüssieren. Der Arzt, der
überhaupt irgend ein Mittel zu suggestivem Zwecke verwendet,
darf bei einigermaassen verständigen Personen in keiner Weise
merken lassen, dass er die Art und Gebrauchsweise desselben für
gleichgültig hält. Je eingehender und präziser die Vorschrift für
die Anwendung des gewählten Mittels gestaltet wird, um so be-
deutendere Suggestivwirkung ist zu erwarten. Der Arzt tut auch
immer gut, wenn er darauf achtet, dass die Beschaffenheit des
gewählten Mittels und dessen Applikationsweise eine leicht ver-
ständliche Beziehung zu dem zu beseitigenden Symptome zeigt, s o
d a s s d e r P a t i e n t k e i n b e s o n d e r e s S a c r i f i c i u m i n t e l -
l e c t u s z u l e i s t e n h a t , u m a n e i n e H e i l w i r k u n g z u
g l a u b e n , v i e l m e h r d i e V o r s t e l l u n g d e r H e i l u n g i n
i h m d u r c h d a s M i t t e l a n s i c h s c h o n , u n a b h ä n g i g v o n
d e r ä r z t l i c h e n S u g g e s t i o n , e r w e c k t w i r d . Das Tragen
eines Amuletts als Mittel gegen Schlaflosigkeit zu empfehlen,
dürfte nur bei einer sehr beschränkten Kranken zu riskieren sein
und Erfolg haben[1]), während die Darreichung eines indifferenten
Pulvers, dessen Inhalt der Patient nicht kontrollieren kann, auch

---

[1]) V o n S c h r e n k - N o t z i n g teilt einen derartigen Fall mit.

entschieden nähert. Hierdurch ist ihre Wirksamkeit jedoch nicht verringert, sondern erhöht worden.

In erster Linie kommt hier die Motivierung der hypnotischen Eingebung in Betracht. Wir bemühen uns, dem Hypnotisierten die Annahme der erforderlichen Eingebungen zu erleichtern, indem wir dieselben in irgend einer Weise begründen und nicht als einen einfach hinzunehmenden Ausspruch aufoktroyieren, dessen Akzeptierung ein Sacrificium intellectus erheischt. Eine Eingebung hat eben um so mehr Aussicht, akzeptiert und realisiert zu werden, je verständlicher und einleuchtender sie dem Hypnotisierten erscheint. Vielfach ist die Erfahrung gemacht worden, dass in Fällen, in welchen die einfache verbale Eingebung in der Hypnose wirkungslos blieb, die Unterstützung derselben durch therapeutische Scheinmassnahmen (leichte Massage, Elektrisieren, Magnetapplikation u. dergl.) zu einem Erfolge verhalf. Der Anteil, welcher den unterstützenden Massnahmen in diesen Fällen an dem erzielten Resultate zukommt, besteht lediglich darin, dass sie der Heilvorstellung, die isoliert durch Gegenvorstellungen verdrängt wird, eine Motivierung verschafft und dadurch deren Annahme und Realisierung wesentlich begünstigt.

Ein weiterer Umstand, welcher für die Leistungsfähigkeit der hypnotischen Suggestivtherapie sich sehr förderlich erwiesen hat, ist die Erkenntnis, dass die suggestiv zu behandelnden Krankheitserscheinungen einer kausalen Analyse unterzogen werden müssen und, wenn es gelingt, gewisse psychische Momente als deren Ursachen festzustellen, gegen diese sich die therapeutische Eingebung in erster Linie richten muss. Die direkte suggestive Behandlung psychisch verursachter Krankheitssymptome bleibt zwar häufig nicht ohne Erfolg, allein das Fortbestehen der ursächlichen psychischen Momente bedingt eine Wiederkehr der suggestiv beseitigten Störungen und ein dauerndes Heilresultat ist gewöhnlich nur zu erzielen, wenn es gelingt, das Übel an seiner Wurzel zu fassen. Die Aufdeckung der in Betracht kommenden pathogenen psychischen Momente ist, wenn der Kranke dem Arzte das erforderliche volle Vertrauen entgegen bringt, häufig durch sorgfältige Ausforschung im Wachzustande möglich. In einer nicht geringen Anzahl von Fällen erweisen sich jedoch die Aufklärungen,

welche der Patient bei Erhebung der Anamnese im Wachzustande
zu geben vermag, unzulänglich und zwar aus dem einfachen Grunde,
weil er die Vorgänge, welche die zu behandelnden Störungen verursachten, vergessen hat oder auch denselben irgend eine pathogene Bedeutung nicht beilegt. In diesen Fällen muss das noch
zu erwähnende hypnotherapeutische Verfahren die Ausnutzung des
gesteigerten Erinnerungsvermögens in der Hypnose, zu Hilfe gezogen werden. Neben der suggestiven Beeinflussung des Patienten
kommen in der Hypnose auch andere psychotherapeutische Massnahmen zur Anwendung. Hierher gehören: die Aufklärung des
Patienten über seinen Zustand, Belehrung über zweckmässige Gestaltung seiner Lebensweise, Warnung vor gewissen Schädlichkeiten,
tröstender und mahnender Zuspruch, Aufmunterung zu gewissen
Leistungen, lobende Anerkennung und Tadel wegen seines Verhaltens.

Man kann hier fragen, weshalb wir diese Einwirkungen, die
wir ja auch im Wachzustande und zwar oft mit zweifellosem Erfolge in Gebrauch ziehen, in der Hypnose anwenden. Die erhöhte
Gläubigkeit des Hypnotisierten rechtfertigt dieses Vorgehen zur
Genüge. Auf Grund derselben dürfen wir erwarten, dass wir mit
unseren Worten bei dem Hypnotisierten entschiedenere und nach-
haltigere Wirkungen erzielen als bei dem wachen Individuum.

Die therapeutische Ausnutzung des gesteigerten Erinnerungsvermögens in der Hypnose kann zwei Zwecke verfolgen: a) die Beseitigung krankhafter Erinnerungsdefekte (Amnesien), die sich über
kürzere oder längere Zeiträume erstrecken; b) die Eruierung pathogener psychischer Momente, über welche im Wachzustande von
dem Patienten kein Aufschluss zu erlangen ist. Die Beseitigung
pathologischer Amnesien kann sowohl im Interesse des Patienten
als für die Orientierung des Arztes, der einer Vervollständigung
der erhobenen Anamnese bedarf, wünschenswert sein. Die hypnotische Suggestion hat auch bereits in einer Anzahl von Fällen von
Amnesien pathologischen Ursprunges (hysterischen, epileptischen,
infektiösen Amnesien etc.) höchst bemerkenswerte Dienste geleistet.
Es gelang, Erinnerungsdefekte, die sich über Tage, Wochen und
selbst Monate erstreckten, allmählich zu heben.

Die Verwertung der Hypnose für die Eruierung pathogener psychischer Momente wurde bekanntlich von Breuer und Freud empfohlen und hat sich speziell im Gebiete der Hysterie für diagnostische und therapeutische Zwecke fruchtbar erwiesen. Den erwähnten Autoren gelang es, festzustellen, dass eine Reihe von Symptomen, die man früher als sozusagen idiopathische Leistungen der Hysterie ansah, in Zusammenhang mit besonderen psychischen Veranlassungen (Traumen) standen. Diese waren scheinbar vergessen worden; das Unterbewusstsein bewahrte jedoch die Erinnerungen an die betreffenden Vorgänge, welche ähnlich einem Fremdkörper durch eine fortdauernde Wirkung das hysterische Symptom unterhielten. Breuer und Freud glaubten, dass es zur Beseitigung der betreffenden Erscheinungen genüge, wenn die pathogene Erinnerung freigemacht werde und der Kranke über den ursächlichen Vorgang in lebhafter, affektvoller Rede sich ausspreche. Diese Ansicht hat sich jedoch nicht als ganz zutreffend erwiesen. Man ist wenigstens häufig genötigt, die pathogenen Erinnerungen durch besondere Massnahmen unschädlich zu machen.

In erster Linie kommen hier suggestive Einwirkungen in Betracht; indes erweist sich auch die hypnotische Eingebung den gefühlsstarken pathogenen Vorstellungen gegenüber nicht immer von ausreichender Wirkung. Man kann dann noch durch andere psychotherapeutische Massnahmen zum Ziele gelangen, so durch Entfernung der Kranken aus ihrer Umgebung und Versetzung in neue Verhältnisse, da hiermit die Eindrücke, welche die ständige Wiederkehr der pathogenen Erinnerungen bedingen, in Wegfall kommen, oder sich wesentlich verringern.

Wir haben uns hier noch mit der Frage zu beschäftigen, welche besondere Vorteile die Hypnotherapie den übrigen psychotherapeutischen und den somatischen Heilverfahren bei den hier in Betracht kommenden Leiden darbietet und wie es sich mit den Indikationen dieser Behandlungsmethode verhält.

Von manchen angesehenen Autoren und zwar auch solchen, welche der Psychotherapie grosses Gewicht beilegen (so von Strümpell und Rosenbach) wurde die Ansicht geäussert, dass die hypnotische Behandlung entbehrlich sei, da sich die Erfolge derselben auch durch andere psychotherapeutische Einwirkungen

erzielen liessen. Diese Auffassung berücksichtigt lediglich eines
der z. Z. gebräuchlichen hypnotherapeutischen Verfahren und ist
schon darum völlig unhaltbar. Die Herbeiführung eines wohltätigen Schlafzustandes, wie ihn die Hypnose repräsentiert, und
die Beseitigung von Amnesien gelingt ausschliesslich der hypnotischen Behandlung. Die hypnotische Suggestivtherapie hat dagegen
speziell in der Wachsuggestion eine, wie sich nicht verkennen lässt,
nicht zu unterschätzende Konkurrentin, die sich namentlich bei
hysterischen Zuständen erfolgreich erweist. Indes lässt meine
eigene ausgedehnte Erfahrung wie die anderer Autoren darüber
keinen Zweifel, dass die hypnotische Suggestivbehandlung vielfach
sich da wirksam erweist, wo die Wachsuggestion versagt. In ganz
besonderem Maasse zeigt sich die Überlegenheit der hypnotischen
Eingebung auf dem grossen Gebiete der psychischen Zwangserscheinungen und zwar nicht bloss der Wachsuggestion, sondern auch
allen derzeit allgemein gebräuchlichen[1]) psychotherapeutischen Massnahmen und der somatischen Therapie gegenüber. Ebenso irrtüm-
lich wie die Annahme der Entbehrlichkeit der Hypnotherapie ist,
wie aus dem vorher Dargelegten sich schon ergibt, der auch in
ärztlichen Kreisen vielverbreitete Glaube, dass diese Behandlungsmethode nur bei nervösen Leiden am Platze sei, die von krankhaften Vorstellungen (Einbildungen, Autosuggestionen) abhängen,
also im wesentlichen bei hysterischen Affektionen. Nicht die
Hysterie, sondern die Zwangszustände bilden, wie ich schon an-
deutete, das Gebiet, auf dem die Hypnotherapie ihre bedeutendsten
Leistungen aufzuweisen hat. Daneben erweist sie sich aber auch
vielfach erfolgreich nicht nur bei nervösen Störungen, welche von
Autosuggestionen ausgehen, sondern auch bei solchen, welche durch
andere psychische Momente (pathogene Erinnerungen) Affekte und
rein somatische Ursachen bedingt sind.

Für die Verwertung der hypnotischen Behandlung kommt in
Betracht, dass dieselbe im wesentlichen ein symptomatisches Verfahren ist. So vielfach auch von hypnotischen Heilungen der
Hysterie und anderer Krankheiten berichtet wird, so dürfen wir
doch keineswegs annehmen, dass sich durch die Hypnose neur-

---

[1]) Von dem psycho-analytischen Verfahren F r e u d 's ist hier abgesehen.

asthenische und hysterische Zustände oder die Zwangsneurose so zu sagen en bloc angreifen lassen. Die hypnotische Therapie muss sich, wenn wir von den Schlafkuren absehen, gegen das einzelne Symptom richten, allein hiermit lässt sich in geeigneten Fällen ausserordentlich viel erreichen. Indem wir den mangelnden Schlaf herbeiführen, Schmerzen und Krämpfe beseitigen, Lähmungen, die das Ausgehen und damit den Luftgenuss verhindern, aufheben, den Appetit bessern etc., befreien wir den Kranken nicht bloss von einer einzelnen lästigen Krankheitserscheinung, wir durchschneiden auch hiermit einen Circulus vitiosus, indem wir die das Nervensystem schädigenden Folgen der betreffenden Störung hintanhalten; wir bahnen die Beseitigung weiterer Krankheitserscheinungen an. Ähnlich verhält es sich mit der hypnotischen Behandlung der Zwangszustände, speziell der Zwangsvorstellungen, wie ich a. O.[1]) dargelegt habe. „Der normal funktionierende psychische Organismus besitzt Kräfte, welche es ermöglichen, Vorstellungen von Zwangscharakter zu überwinden. Je grösser die In- und Extensität des Zwangsvorstellens ist, um so weniger können sich diese Kräfte, die man als psychische Alexine bezeichnen könnte, geltend machen.

Wenn es uns gelingt, durch die hypnotische Suggestion die Zwangsvorstellung eines Kranken mehr und mehr zu reduzieren, befreien wir denselben nicht nur momentan von einem Teile seiner Beschwerden, wir machen zugleich die seinem psychischen Organismus innewohnenden Schutzkräfte in gewissem Maasse frei, welche ihm die Bekämpfung und Überwindung der Zwangsvorstellungen ermöglichen. Die hypnotisch-suggestive Beseitigung der Zwangsvorstellung hat daher nicht lediglich die Bedeutung einer momentanen Erleichterung, sie schafft mehr und mehr auch einen Status, welcher in gewissem Maasse gegen die Neuproduktion von Zwangsvorstellungen, resp. die Wiederkehr solcher schützt.“

Für die Indikationen der Hypnotherapie bei den uns hier beschäftigenden Leiden gibt uns das Angeführte gewichtige Fingerzeige. In erster Linie kommen für die Hypnotherapie die psychi-

---

[1]) Löwenfeld, Die psychischen Zwangserscheinungen, auf klinischer Grundlage dargestellt. Wiesbaden, J. F. Bergmann, 1904, S. 552.

schen Zwangserscheinungen, Zwangsvorstellungen, Zwangsbewegungen
und Handlungen, Zwangsaffekte und Stimmungen in Betracht. Dabei muss hervorgehoben werden, dass die Hypnotherapie nicht nur
bei den symptomatisch, im Rahmen der Neurasthenie und Hysterie
auftretenden Zwangsvorstellungen, sondern auch bei der selbständigen Zwangsvorstellungskrankheit (Grübel-, Frage-, Zweifelsucht etc.)
und der Angstneurose sich erfolgreich erweist. Von den neurasthenischen Symptomen bilden andauernde Kopfbeschwerden, Schlafmangel, Funktionsstörungen des Herzens, des Magens und des
Sexualapparates, von den hysterischen Erscheinungen besonders
diejenigen von fixem Charakter, Schwächezustände, Lähmungen,
Hyper- und Anästhesien, Kontrakturen, sowie gewisse Anfalls-
formen günstige Objekte für die hypnotische Behandlung. Diese
schliesst übrigens die gleichzeitige Verwertung anderer psychischer
Heilfaktoren oder somatischer Heilagentien keineswegs aus; sie
findet durch die Anwendung solcher oft sogar eine recht wertvolle
Unterstützung.

In betreff der angeblichen Gefahren der hypnotischen Behandlung, auf die von mit dieser Behandlungsmethode nicht vertrauten
Ärzten gerne hingewiesen wird, kann ich mich schliesslich kurz
fassen. Es ist unbestreitbar, dass durch Hypnotisierung namentlich bei öffentlichen hypnotischen Schaustellungen schon öfters Ge-
sundheitsstörungen verursacht wurden. Für uns kommt hier lediglich die Frage in Betracht, ob bei Anwendung der Hypnose durch
einen mit der Technik des hypnotischen Verfahrens völlig vertrauten Arzt und Verzicht auf alle für die Behandlung nicht unbedingt erforderlichen Einwirkungen (Experimente) gesundheitliche
Nachteile für den Behandelten nicht vermieden werden können.
Diese Frage ist nach meinen eigenen, über viele Jahre sich er-
streckenden Erfahrungen und dem Zeugnisse aller Ärzte, welche sich
ernsthaft mit der Hypnotherapie beschäftigen, entschieden zu ver-
neinen. In keinem Falle meiner Beobachtung, in dem von mir selbst
oder anderen fachkundigen Ärzten eine hypnotische Behandlung unternommen wurde, waren schädliche Folgen zu konstatieren. Hiermit stimmen die Beobachtungen der erfahrensten Hypnotherapeuten, die sich
über viele Tausende von Fällen erstrecken, völlig überein. Für denjenigen, der mit den Details der derzeitigen Technik der hypnotischen

Behandlung bekannt ist, kann auch kein Zweifel darüber bestehen, lediglich durch fehlerhaftes Vorgehen seitens des Hypnotiseurs ungünstige Wirkungen hervorgerufen werden können, dass dagegen solche bei Beobachtung aller Kunstregeln und Anwendung der in jedem Falle nötigen Vorsicht völlig ausgeschlossen sind. Diese Tatsache sollte für den Arzt die Aufforderung bilden, sich mit der Technik der Hypnotherapie theoretisch und praktisch eingehend vertraut zu machen, bevor er an die Verwertung des Verfahrens in Krankheitsfällen geht.

d) Die Freud'sche psycho-analytische Methode.

Die in Rede stehende Methode psychischer Behandlung wird von Freud seit Jahren in Fällen von Zwangsneurose und schwerer Hysterie mit Erfolg verwertet. Das Verfahren hat in neuerer Zeit eine vollständige Umgestaltung erfahren, so dass die von dem Autor in seinen „Studien über Hysterie" 1895 gemachten Mitteilungen von dem Wesen der Methode keine Vorstellung mehr geben.

Ich muss mich hier darauf beschränken, einen Auszug aus dem Exposé über das Verfahren zu geben, welches mir der Autor auf mein Ersuchen zur Veröffentlichung in meinem Werke „Die psychischen Zwangserscheinungen" zu überlassen die Güte hatte.

Das als Psychoanalyse bezeichnete Verfahren Freud's, ist aus der sogenannten kathartischen Methode hervorgegangen, über welche er gemeinschaftlich mit Breuer in den „Studien über Hysterie" 1895 berichtet hat. Das kathartische Verfahren setzte die Hypnotisierbarkeit des Patienten voraus und beruht, wie wir schon sahen (vergl. S. 141), auf der in der Hypnose auftretenden Erweiterung des Gedächtnisses.

Die Abänderungen, welche Freud an dem kathartischen Verfahren vornahm, betrafen zunächst die Technik; die Ergebnisse, die hierdurch erzielt wurden, veranlassten den Autor allmählich zur vollständigen Umgestaltung der Methode. Der erste Schritt auf diesem Wege bildete die Beiseitelassung der Hypnose. Freud behandelt gegenwärtig seine Kranken, indem er sie ohne andersartige Beeinflussung eine bequeme Rückenlage auf einem Ruhebette einnehmen lässt, während er selbst ihrem Anblick ent-

zogen auf einem Stuhle hinter ihnen sitzt. Auch auf den Augen-
schluss wird verzichtet. Da mit der Weglassung der Hypnose auch
die Erweiterung des Gedächtnisses wegfiel, welche das Auftauchen
vergessener pathogener Erinnerungen und deren Mitteilung unter
Affektäusserung (das sogenannte Abreagieren) ermöglichte, musste
F r e u d auf einen Ersatz bedacht sein.

Einen solchen fand er in den „Einfällen" der Kranken, d. h.
„in den ungewollten, meist als störend empfundenen und darum
unter gewöhnlichen Verhältnissen beseitigten Gedanken, die den
Zusammenhang einer beabsichtigten Darstellung zu durchkreuzen
pflegen." Um zu diesen Einfällen zu gelangen, schärft der Autor
den Kranken ein, ehe er sie zur detaillierten Erzählung ihrer
Leidensgeschichte auffordert, alles zu berichten, was ihnen
momentan durch den Kopf geht, auch das scheinbar Unwichtige,
nicht zur Sache Gehörige oder Unsinnige. Besonders besteht er
auf Mitteilung von Einfällen, die dem Patienten peinlich oder be-
schämend sein mögen. Bei der Bemühung, dieses Material von
Einfällen zu sammeln, machte der Autor die Beobachtung, dass
bei den Kranken in der Regel Amnesien bestehen, die nach seiner
Ansicht das Ergebnis eines von ihm als Verdrängung bezeichneten
Vorganges sind. Als Motiv der Verdrängung betrachtet er Unlust-
gefühle, die sich in einem Widerstande gegen die Wiederherstellung
der Erinnerung bemerkbar machen.

Das Moment des Widerstandes bildet eines der Fundamente
seiner gegenwärtigen Theorie. Die Einfälle sind nach seiner Auffassung Abkömmlinge der verdrängten psychischen Gebilde (Gedanken und Regungen) als Entstellungen derselben infolge des gegen
ihre Reproduktion bestehenden Widerstandes. Der Wert der Einfälle für die therapeutische Technik beruht auf deren Beziehungen
zu dem verdrängten psychischen Material.

Um nun von den Einfällen zu dem Verdrängten zu gelangen,
musste F r e u d eine besondere Deutungskunst ausbilden. Objekt
dieser sind jedoch nicht lediglich die Einfälle des Kranken, sondern
auch dessen Träume, die den direktesten Zugang zur Kenntnis des
Unbewussten eröffnen, ebenso die Irrungen in Handlungen des
Alltaglebens (Versprechen, Vergreifen etc.). Die Aufgabe, welche
die psychoanalytische Methode zu lösen unternimmt, lässt sich nach

Freud in verschiedenen Formeln ausdrücken, die ihrem Wesen nach äquivalent sind. Man kann sagen: „Aufgabe der Kur sei, die Amnesien aufzuheben. Wenn alle Erinnerungslücken ausgefüllt sind, alle rätselhaften Effekte des psychischen Lebens aufgeklärt sind, ist der Fortbestand, ja eine Neubildung des Leidens unmöglich gemacht. Man kann die Bedingung anders fassen: es seien alle Verdrängungen rückgängig zu machen; der psychische Zustand ist dann derselbe, in dem alle Amnesien ausgefüllt sind. Weittragender ist eine andere Fassung: es handelt sich darum das Unbewusste dem Bewusstsein zugänglich zu machen, was durch Überwindung der Widerstände geschieht."

Als das durch die Behandlung erreichbare Ziel bezeichnet Freud die praktische Genesung des Kranken, i. e. die Wiederherstellung seiner Leistungs- und Genussfähigkeit. Bei unvollständiger Kur oder unvollkommenem Erfolge wird vor allem bedeutende Hebung des Allgemeinzustandes erreicht.

Das Verfahren ist für schwere Hysterie und Zwangsneurose, von geringen Modifikationen abgesehen, das gleiche. Für Fälle von akuter Hysterie und solche mit ausgeprägter nervöser Erschöpfung eignet sich das Verfahren nicht.

Der zu Behandelnde muss ferner ein gewisses Maass natürlicher Intelligenz und ethischer Entwickelung besitzen; er muss auch eines psychischen Normalzustandes fähig sein und soll das 50. Jahr nicht überschritten haben. Die Dauer der Behandlungszeit beträgt $1/2$ bis zu 3 Jahren, wobei allerdings in Betracht kommt, dass der Autor bisher seine Methode nur bei schweren veralteten Fällen zur Anwendung bringen konnte.

Es liegt nach dem Angeführten nahe, dass der Gebrauch der Methode vorerst auf den Erfinder derselben beschränkt bleiben dürfte.

Bei dem noch sehr unvollkommenen Einblicke, den wir z. Z. in die Details und die Schwierigkeiten der in Betracht kommenden Technik besitzen, sind wir auch nicht in der Lage, zu sagen, ob eine ausgedehntere Verwertung der Methode sich ermöglichen wird, wenn der Autor seine Erfahrungen auf dem Gebiete der Psychoanalyse ausführlicher veröffentlicht.

XII. Die Mitchell-Playfair'sche Mastkur.

Die Kurmethode, welche Weir Mitchell in Philadelphia ersann und zuerst praktisch verwertete, „um", wie er sagt, „entkräfteten und erschöpften Individuen neue Kraft und neues Leben zu verleihen", umfasst eine Mehrzahl von Heilfaktoren. 1. Trennung des Kranken von seiner bisherigen Umgebung (Isolierung); 2. Bettruhe; 3. Überernährung; 4. Massage; 5. Elektrizität. Originell an dem Verfahren ist lediglich die Kombination dieser Faktoren, die einzeln auch schon früher angewendet wurden, sowie die systematische Verwertung derselben. Hierin sind auch die hervorragenden Leistungen der Methode begründet. In England machte sich, wie bereits erwähnt wurde, insbesonders Playfair um Einführung der Mitchell'schen Kur verdient (daher auch die häufige Bezeichnung Mitchell-Playfair'sche Kur); in Deutschland haben über die Erfolge derselben Binswanger, Burkart, Leyden u. a. Mitteilungen veröffentlicht.

Von den einzelnen oben erwähnten Gliedern des Kurverfahrens, das ganz vorwaltend bei Frauen zur Anwendung gelangt, ist die völlige Isolierung der Patientin von ihrer bisherigen Umgebung in der eigenen Wohnung derselben zumeist nicht durchführbar. Hieraus ergibt sich die Notwendigkeit, dieselbe an einem anderen Orte unterzubringen. Die Leidende muss in eine ganz neue geistige Atmosphäre versetzt werden. Um die Isolierung derselben erträglich zu machen, soll ihre Pflege einer tüchtigen und energischen Wärterin anvertraut werden, die aber zugleich intelligent und gebildet genug sein muss, um der Kranken auch als Gesellschafterin Dienste leisten zu können. Die Auswahl einer derartigen Persönlichkeit ist, wie leicht begreiflich, keine allzu leichte Sache. Erweist sich die Pflegerin in irgend einer Beziehung als ungeeignet, so muss dieselbe gewechselt werden. Die Kranken müssen zu Bette liegen und zwar in schlimmen Fällen 6—8 Wochen lang ohne Unterbrechung. Hierbei wird in der ersten Zeit keinerlei Tätigkeit gestattet; die Patientin darf nicht einmal aufsitzen oder selbst die Nahrung zu sich nehmen; sie muss gefüttert werden. Im Fortgang der Kur wird zunächst nur das Aufsitzen, sodann auch das Verlassen des Bettes für kurze Zeit gestattet, und im

weiteren die Zeitdauer der Bettruhe immer mehr verringert, so
dass gegen Ende der Behandlung die Patientin nur mehr 3 bis
4 Stunden zu Bette bleibt. Mitchell besteht, auch wenn die
Leidende bereits ausgeht, noch etwa zwei Monate lang auf zwei-
bis dreistündiger absoluter Ruhe täglich. Den Kernpunkt des
ganzen Verfahrens bildet die Diät, durch welche eine forzierte
Ernährung des heruntergekommenen Körpers bewerkstelligt wird.
Man beginnt mit ausschliesslicher Milchkost, indem man zunächst
zweistündlich 90—120 g Milch darreicht und nach 3—4 Tagen die
einzelnen Milchportionen derart steigert, dass 2—3 Liter innerhalb 24 Stunden konsumiert werden. Der Übergang zur Milchdiät
kann auch derart geschehen, dass man der Patientin anfänglich
zu der gewohnten Kost kleine Milchportionen gibt und erstere
allmählich verringert, bis die Kranke schliesslich nur Milch erhält.
Nach 4—8 Tagen ausschliesslicher Milchkost kann man, sofern der
Magen in Ordnung ist, ein leichtes Frühstück (Brot mit Butter
und ein Ei) und 1—2 Tage später ein Hammelrippchen zu Mittag
geben. Dann wird die Kost sukzessive vermehrt, so dass nach
10—14 Tagen die Patientin bereits drei volle Mahlzeiten und daneben 1—1½ Liter Milch erhält, die sie statt Wasser zu oder
nach den Mahlzeiten nimmt; ausserdem wird vom Ende der ersten
Woche anfangend täglich ein Quantum Suppe dargereicht, die
nach einer von Mitchell speziell angegebenen Vorschrift aus einem
Pfund Rindfleisch bereitet wird (sogenannte Rohfleischsuppe, eine
Art Beeftea). Nach weiteren 10 Tagen wird vor jeder Mahlzeit
Malzextrakt (60—120 g) gegeben. Von geistigen Getränken können
ein Glas Champagner oder Rotwein zu den Mahlzeiten genommen
werden. Mit der Entziehung von Morphium oder Chloral, wo
solches gewohnheitsgemäss gebraucht wurde, muss von Anbeginn
der Kur an vorgegangen werden.

Um die schädlichen Folgen der Bettruhe für den Organismus
auszugleichen und die Verdauung der verordneten grossen Nahrungs-
quantitäten zu erleichtern, wurden Massage und Elektrizität in
den Heilplan eingefügt. Mit der Massage wird gewöhnlich erst
nach einigen Milchdiättagen begonnen, anfänglich wird dieselbe
(nach Mitchell) nur eine halbe Stunde, nach einer Woche eine
Stunde lang geübt; Playfair lässt dieselbe sogar zweimal täg-

lich, jedesmal 1¹/₂ Stunden lang vornehmen. Die Massage muss
sich auf den ganzen Körper, mit Ausnahme des Kopfes, erstrecken
und besteht in Kneipen und Pressen der Haut, Klopfen und Kneten
der Muskelmassen und Bewegen der Glieder in allen Gelenken.
Das Verfahren soll anfänglich nur Ermüdung, später ein Gefühl
angenehmer Mattigkeit erzeugen. Wenigstens sechs Wochen wird
die Massage täglich, in der siebenten Woche nur jeden zweiten
Tag ausgeführt und dann ganz weggelassen. Playfair legt auf
die Massage für die Verdauung der zugeführten Speisen solches
Gewicht, dass er, wo sich Störungen in dieser Richtung ergeben,
die Masseuse wechselt. Die Elektrisierung wird mit dem faradischen Strome und zwar anfänglich nur kurze Zeit, später 40 Minuten
bis zu einer Stunde lang ausgeführt. Hierbei fängt man mit den
Beinen an und versetzt nach oben fortschreitend die einzelnen zu-
gänglichen Muskeln in deutliche Kontraktion; erhebliche Schmerzen
sollen hierdurch nicht verursacht werden, Hals und Gesicht von
der Elektrisierung ganz verschont bleiben.

Von Arzneimitteln gibt Mitchell, sobald die Patienten an-
fangen, andere Speisen als Milch zu nehmen, zunächst Eisen in
grossen Dosen, später, nachdem das Aufsitzen begonnen hat, Strych-
ninum sulphuricum mit Eisen und Arsen.

Für die skizzierte Kurmethode eignen sich Fälle von lange
bestehender nervöser Erschöpfung mit entschieden
herabgesetzter Allgemeinernährung, vorwaltend Frauen, die,
mit geringem Appetit behaftet, sehr wenig Nahrung zu sich nehmen
und infolgedessen mager und anämisch geworden sind. Das gleichzeitige Bestehen von leichteren Frauenleiden schliesst im allgemeinen weder die Behandlung aus, noch beeinträchtigt es deren
Erfolg. Manche Affektionen dieser Art (z. B. Uterinkatarrhe, Lage-
veränderungen des Uterus) gelangen durch die Bettruhe und die
Besserung der Allgemeinernährung, an welcher die Beckenorgane
partizipieren, ohne jede Lokalbehandlung zur Heilung. Schwere
Erkrankungen der Sexualorgane bilden dagegen eine Kontraindikation (Playfair). Als nicht geeignet für die Kur erweisen sich
ferner Fälle mit ausgesprochener geistiger Störung (echte Melan-
cholien z. B.), ebenso nach Burkart's Beobachtungen wenigstens
Hysterie mit unstillbarem Erbrechen. Wenig günstige Objekte

bilden die Fälle mit cerebraler Neurasthenie und mit sehr hart-
näckigen Visceralneuralgien. Für die Durchführung der Kur ist
die heisse Jahreszeit nicht zu wählen; es ist einleuchtend, dass
die Entbehrung des Genusses frischer Luft während dieser Zeit
den Kurzweck nicht fördert.

Das Mitchell'sche Verfahren kann in relativ kurzer Zeit
eine geradezu erstaunliche Vermehrung des Körpergewichtes herbeiführen. Burkart beobachtete in einem Falle eine Gewichtszunahme von 40 Pfund innerhalb neun Wochen, Mitchell die
gleiche Zunahme in einem Zeitraume von zwei Monaten, Playfair
ein Anwachsen des Körpergewichtes von 63 auf 106 Pfund, sohin
eine Gewichtszunahme von 43 Pfund binnen sechs Wochen. Dieses
Anschwellen des Körpergewichtes beruht nicht, wie Mitchell angenommen hatte, lediglich auf Fettansatz und Steigerung der Blut-
menge, sondern nach Burkart's Untersuchungen jedenfalls zum
grossen Teil auch auf Ansatz von Organeiweiss (insbesondere
Massenzunahme der Muskeln und Verdauungsdrüsen). In den Fällen,
in welchen die Kur anschlägt, nehmen mit der Besserung der Allgemeinernährung, die in dem Anwachsen des Körpergewichtes ihren
Ausdruck findet, gewöhnlich die nervösen Störungen entsprechend
ab, doch handelt es sich hier um kein konstantes Verhältnis, sofern Besserungen und Heilungen mitunter auch bei relativ geringer
Gewichtszunahme eintreten.

Die Mitchell-Playfair'sche Kur bildet unleugbar eine sehr
wertvolle Bereicherung unserer Hilfsmittel gegen die schweren
Formen der Neurasthenie und Hysterie. Diese Anerkennung kann
uns jedoch keineswegs bestimmen, dem in neuerer Zeit verschiedenfach bekundeten Übereifer in dem Kultus dieser Behandlungsmethode das Wort zu reden. Es ist hier vor allem zu berücksichtigen, dass wir nicht berechtigt sind und auch nicht gut tun,
ein Kurverfahren, welches an den Kranken so weitgehende Anforderungen in bezug auf Geduld und Selbstüberwindung stellt
und ihm zugleich so erhebliche materielle Opfer auferlegt, wie das
hier in Rede stehende, in Fällen anzuwenden, in welchen wir mit
einfacheren Mitteln zum Ziele zu gelangen die Aussicht haben.
Die Zahl der Fälle, für welche die Mitchell'sche Kur in ihrer
vollen Strenge allein Aussicht auf Erfolg bietet, ist aber jedenfalls

eine sehr geringe gegenüber der ungeheueren Anzahl mit Neurasthenie und Hysterie Behafteter. Und auch auf dem ihr nicht
zu bestreitenden sehr beschränkten Terrain erweist sich diese
Methode keineswegs immer erfolgreich. Eine Reihe von Umständen,
insbesondere psychische Momente und Verdauungsstörungen, kann
in Fällen, welche für die Behandlungsmethode völlig geeignet erscheinen, die Durchführung der Kur und damit die Erlangung
günstiger Resultate verhindern. Es kann auch trotz erheblicher
Besserung der Allgemeinernährung, trotz förmlicher Mästung jeder
Erfolg bezüglich der nervösen Störungen ausbleiben. Endlich
schützt auch dieses Verfahren bei Erzielung günstiger Resultate
keineswegs vor Rezidiven.

Ungleich grösser als das Kontingent von Kranken, die des
ganzen Apparates der Mitchell'chen Kur bedürfen, ist die
Zahl derjenigen, bei welchen eine Mastkur überhaupt mit Vorteil anzuwenden ist. Betrachten wir das Mitchell'sche Verfahren des näheren, so sehen wir, dass in demselben um einen
Kern, die Überernährung, eine Reihe von Heilfaktoren gruppiert
ist, die jedoch nicht sämtlich als in gleicher Richtung wirksam
erachtet werden können, sondern zum Teil sich störend zueinander
verhalten. Die angestrebte und für den Kurzweck notwendige
reichliche Nahrungsaufnahme wird durch die Bettruhe und die
damit verbundene Entziehnng der frischen Luft gewiss nicht erleichtert. In Erkenntnis dieser Tatsache und um die Ruhe überhaupt von ihren schädlichen Folgen zu befreien, wurden von Mitchell die Massage und die allgemeine Elektrisierung der Muskeln
in den Kurplan eingefügt. Letztere wird jedoch von vielen Beobachtern als entbehrlich erachtet; ihre Anwendung muss nach meiner
Erfahrung jedenfalls oft sehr beschränkt, wenn nicht ganz bei-
seite gelassen werden. Die Massage andererseits ist unter allen
Umständen ein sehr unvollkommener Ersatz für die Muskeltätigkeit; das Kneten der Muskulatur, auf welches Mitchell, Playfair
und Burkart das Hauptgewicht legen, wird von sehr abgemagerten,
überreizten Patienten meist schlecht ertragen, so dass manche
Beobachter, wie Binswanger z. B., sich wenigstens in den ersten
Behandlungswochen mit Streichen der Hautdecken begnügen. Haben
wir es mit Patienten zu tun, deren motorische Leistungsfähigkeit

noch nicht hochgradig herabgesetzt ist, so können wir, indem wir
ein gewisses Maass von Bewegung gestatten, die Massage sogar
ganz in Wegfall kommen lassen. Mit dieser Massnahme verknüpft sich ein doppelter Vorteil; wir ermöglichen dem Kranken
fortdauernd den meist so wohltätigen Genuss frischer Luft und
haben es nicht nötig, denselben erst wieder an die Bewegung zu
gewöhnen, wie dies nach wochenlanger, ununterbrochener Bettruhe
immer — und zwar sogar mit einer gewissen Vorsicht — geschehen muss. Man hat nur in derartigen Fällen daran festzu-
halten, dass zur Erzielung beträchtlicher Gewichtszu-
nahmen binnen kurzer Zeit die Bewegung gegenüber dem
gewohnten Maasse erheblich beschränkt werden muss.
Es lassen sich dann auch ohne absolute Bettruhe sehr respektable
Gewichtsvermehrungen — nach meinen Beobachtungen bis zu
drei Pfund in einer Woche, bis zu zehn Pfund in einem Monat —
erzielen. Auch die strenge Isolierung erweist sich selbst bei Kranken,
die der absoluten Bettruhe benötigen, keineswegs immer erforderlich oder ratsam. Gelegentliche kurze Unterhaltungen mit verständigen Anverwandten oder Freunden, die nicht der gewohnten
Umgebung angehören, sind namentlich bei vorhandenen Ver-
stimmungszuständen oft entschieden förderlich. Selbst der Kern
des ganzen Verfahrens, die Überernährung, lässt mancherlei Modifikationen zu. Die Einleitung derselben durch die von Mitchell
vorgeschriebene reine Milchdiät, sowie die Darreichung grösserer
Milchquantitäten im späteren Verlaufe der Kur scheitern nicht
selten an dem Widerwillen der Patienten gegen diese Nahrung
und sind auch zweifellos entbehrlich. Die Kur lässt sich ohne
irgend einen Nachteil mit gemischter Kost beginnen.
Nach meinen Erfahrungen, die mit denen anderer deutscher Beobachter übereinstimmen, bedarf es auch keineswegs der von Mitchell, Playfair und anderen verordneten enormen Kostportionen
zur Erzielung durchgreifender Erfolge. Andererseits zeigt sich in
vielen, ja in der Mehrzahl der Fälle die Einfügung gewisser, in
dem Mitchell'schen Schema nicht enthaltener Heilfaktoren von
grossem Vorteil, so der Gebrauch von Bädern (Solbädern, Halbbädern, elektrischen Bädern) und anderen hydriatischen Prozeduren, die lokale Anwendung des konstanten Stromes (Galvani-

sation des Kopfes, Rückens, Magens) und die Franklinisation,
eventuell auch die Hypnose. Mir hat speziell die Kombination
der Überernährung mit hydriatischer und galvanischer Behandlung bei Beschränkung der Bewegung vielfach sehr befriedigende
Resultate geliefert.

XIII. Anstaltliche Behandlung.

Eine grosse Anzahl Neurasthenischer und Hysterischer sucht
bekanntlich heutzutage in Anstalten Heilung. Es wird deshalb
gewiss nicht überflüssig sein, wenn wir hier Wesen und Bedeutung
der Anstaltsbehandlung einer kurzen Besprechung unterziehen, zumal über dieselbe in ärztlichen Kreisen vielfach noch ziemlich
verschwommene oder irrtümliche Meinungen bestehen. Zunächst
ist hier zu bemerken, dass die anstaltliche Behandlung nicht eine
eigenartige, von den im vorhergehenden geschilderten verschiedene
Kurmethode bildet. Die Hauptfaktoren derselben stellen gewöhnlich Wasserkur und elektrische Behandlung neben Regulierung
und Überwachung der ganzen Lebensweise dar. Massage und
Heilgymnastik finden hierbei ebenfalls häufig Anwendung, der Gebrauch von Arzneien spielt dagegen im allgemeinen keine Rolle,
doch wird auf denselben in den meisten Anstalten nicht gänzlich
verzichtet. In früheren Zeiten standen den Kranken, welche dem
hier in Rede stehenden kombinierten Kurverfahren in einer Anstalt
sich unterziehen wollten, hierfür lediglich die sogenannten Natur-
und Wasserheilanstalten zur Verfügung; in neuerer Zeit konkur-
rieren mit letzteren erfolgreich die speziellen Heilanstalten für
Nervenkranke (zum Teil auch die sogenannten Anstalten für Ge-
müts- und Nervenkranke), deren Zahl in Deutschland in stetigem
Zunehmen begriffen ist. Die Kurmittel, welche in beiden Gruppen
von Anstalten zur Anwendung gelangen, sind im grossen und
ganzen die gleichen. In den Behandlungsmethoden mag nur inso-
fern ein Unterschied bestehen, als in den Wasserheilanstalten im
allgemeinen mehr Nachdruck auf die Wasserkur gelegt wird als
in den Spezialanstalten (Sanatorien) für Nervenkranke. Diese Umstände erlauben es uns, im folgenden ganz allgemein von anstaltlicher Behandlung ohne weitere Berücksichtigung der einen oder
anderen Gruppe von Anstalten zu sprechen.

Die Bedeutung der Anstaltsbehandlung für die uns beschäftigenden Leiden ist schon mehrfach, aber, wie mir scheint, von etwas einseitigem Standpunkte aus beleuchtet worden. Hierdurch wurde weder den Anstalten, noch dem leidenden Publikum genützt. Treten wir der Frage, um welche es sich hier handelt, ganz unbefangen gegenüber, so müssen wir zugeben, dass die anstaltliche Behandlung gegenüber der in häuslichen Verhältnissen (vorwaltend ambulatorischen) verschiedene Vorteile darbieten kann. Ob und inwieweit dies jedoch der Fall ist, hängt einerseits von der Art der Häuslichkeit, deren sich der Patient erfreut, sowie von den Kurmitteln, welche demselben an seinem Domizile zur Verfügung stehen, andererseits von den Verhältnissen ab, welche die gewählte Anstalt ihm gewährt. Diese sind trotz aller Gleichartigkeit der Kurmittel und der Kurmethoden dennoch keineswegs überall die gleichen. In vielen Fällen bietet der Anstaltsaufenthalt dem Leidenden grössere Ruhe, als derselbe zu Hause geniesst, Abhaltung schädlicher psychischer Eindrücke, leichtere Zugänglichkeit wichtiger Heilmittel (Hydro- und Elektrotherapie) und die Möglichkeit grösserer Kontrolle seines Gesamtverhaltens. Bei Anstalten auf dem Lande können namentlich in der besseren Jahreszeit noch hinzukommen: günstigere klimatische Verhältnisse, reichliche Gelegenheit zum Genusse frischer Luft und zur Bewegung im Freien. Diese Vorzüge sind jedoch keineswegs sämtlich den Anstalten allein eigentümlich; sie kommen zum grössten Teil auch dem Aufenthalte an Bädern und Luftkurorten zu[1]; Vorzüge klimatischer Natur können letztere, wie dies ja nahe liegt, sogar in viel grösserem Maasse bieten als die Anstalten[2]. Im Grunde kann als ein der Anstaltsbehandlung ausschliesslich zuzusprechender Vorzug nur die Möglichkeit einer ausgiebigeren ärztlichen

---

[1] Von den Luxusbädern mit ihrem geräuschvollen Treiben müssen wir hier natürlich absehen.

[2] Die grosse Mehrzahl der Anstalten bietet in klimatischer Beziehung lediglich die Vorteile eines einfachen Landaufenthaltes. Anstalten in einer Höhenlage von über 900 m existieren nur in geringer Zahl. Es seien hier erwähnt: Schönfels über dem Zugersee 937 m; Felseneck auf dem Zugerberg 950 m und Engelberg 1019 m. Von den Nordseeinseln besitzt Sylt eine Wasserheilanstalt.

Überwachung und Anleitung der Kranken bezeichnet werden.
Hieraus erhellt ohne weiteres, bei welcher Kategorie von Fällen
die Anstaltsbehandlung in erster Linie angezeigt ist. Es sind
dies die Fälle, in welchen der psychische Zustand der Kranken
ein grösseres Maass ärztlicher Kontrolle und mehr persönliche Beeinflussung von seiten des Arztes nötig macht, als in häuslichen
Verhältnissen oder an einem Bade- oder Luftkurorte gewöhnlich
zu erlangen ist. Ich habe hier jedoch nicht nur jene Leidenden
im Auge, deren Willensschwäche und Mangel an Selbstbeherrschung
ständig die Nähe des Arztes wünschenswert macht; auch die Fälle
mit ausgesprochenen psychischen Anomalien, die aber dennoch
nicht für geschlossene Anstalten passen, zähle ich hierher, wenn
dieselben auch von manchen Anstaltsärzten perhorresziert werden.
Die speziellen Anstalten für Nervenkranke müssen
wenigstens. wenn sie ihren Zweck erfüllen wollen,
dieser Sorte von Kranken Aufnahme gewähren; sie
müssen ein Zwischenglied zwischen den irrenan-
staltlichen und der häuslichen Behandlung darstellen.
Ferner kommt die Anstaltsbehandlung in Betracht bei allen seit
längerer Zeit bestehenden schweren neurasthenischen und hysterischen Zuständen, soferne eine erfolgreiche Behandlung am
Domizile des Kranken wegen Mangel der notwendigen Kurmittel,
unzureichender Pflege. oder wegen Ungunst der häuslichen Verhältnisse nicht durchführbar ist und nicht besondere Umstände den
Gebrauch anderer Kuren indizierter erscheinen lassen. Es ist bereits an früherer Stelle betont worden, dass man sich bei den
hier in Rede stehenden Fällen von dem Gebrauche von Luftkuren
allein nicht allzuviel versprechen darf. Fasst man die Erzielung
dauernder Erfolge ins Auge (nicht bloss vorübergehende Erleichterung), so bietet die Anstaltsbehandlung hier im allgemeinen entschieden grössere Chancen als einfache Luftkuren. In manchen
dieser Fälle mögen jedoch gewisse Badekuren sich vorteilhafter
erweisen, so bei heruntergekommenen entkräfteten Personen der
Gebrauch von Solbädern oder indifferenten Thermen, bei Frauen
mit Leiden der Sexualorgane der Besuch eines Stahlbades, an
welchem nicht bloss zur Benützung von Stahl- (oder Solbädern),

sondern auch von Moorbädern — einer Bädergattung, die sich oft
bei Frauenleiden sehr wirksam zeigt — Gelegenheit geboten ist.
Bei der Auswahl einer Anstalt verdient während der heissen
Jahreszeit deren Lage entschieden Berücksichtigung. Anstalten,
welche in gebirgiger Gegend sich befinden oder in ihrer nächsten
Nähe wenigstens ausgedehnte Waldungen besitzen, bieten während
der Sommermonate für viele Fälle besondere Vorteile. Ausserdem ist in Betracht zu ziehen, dass in manchen Anstalten (insbesondere Wasserheilanstalten) während der Monate Juli und August
sich die Patienten in solcher Anzahl zusammendrängen, dass die
ärztliche Überwachung des Einzelfalles, die einen so wichtigen
Faktor der Anstaltsbehandlung bilden soll, sich notwendigerweise
auf ein Minimum beschränken und auch die Individualisierung in
der Behandlung Not leiden muss. Fälle, welche ein grösseres
Maass ärztlicher Fürsorge unbedingt erheischen, wird man daher
am besten überhaupt nicht während der haute saison oder wenigstens nur in kleinere Anstalten mit beschränkter Patientenzahl
senden.

Die Erkenntnis der Tatsache, dass Arbeit für zahlreiche Neuro-
und Psychopathen ein wichtiges Heilmittel bildet und die bisherigen Anstalten für Nervenkranke keine oder wenigstens keine
ausreichende Gelegenheit für nutzbringende Tätigkeit bieten, hat
zur Gründung besonderer Beschäftigungsanstalten geführt. Die
älteste und bekannteste unter diesen ist das auf Forel's Anregung
von dem Ingenieur Grohmann in Zürich errichtete „Beschäfti-
gungsinstitut für Nervenkranke", in welchem dem Patienten Beschäftigung mit Gartenarbeit, Tischlerei, Tapezieren, Typographie,
Modellieren und Zeichnen geboten ist; daneben sind auch sport-
liche Übungen, Rudern, Segelpartien etc. in Gebrauch. In vielen
Fällen wird mit der Arbeitskur eine hypnotische verbunden. Nach
dem Berichte Monnier's über die in dem Grohmann'schen Institute gemachten Erfahrungen hat sich im Gebiete der Gärtnerei
das Graben als die nützlichste und beliebteste Arbeit erwiesen.
Als passendste Ergänzung der Gartenarbeit, mit welcher die
Patienten nicht jederzeit beschäftigt werden können, wird die Tischlerei verwertet, die auch zur Abstumpfung der Überempfindlichkeit
gegen Geräusche sich heranziehen lässt. Zu letzterem Zwecke

werden die Patienten, da ihre Überempfindlichkeit gewöhnlich nur
bei von anderen verursachten Geräuschen sich geltend macht, zunächst isoliert mit Lärm erzeugenden Instrumenten (Hammer, Säge
etc.) beschäftigt und erst später zu gemeinschaftlicher Arbeit an-
gehalten.

Über die Krankheitszustände, welche durch Arbeitskuren zu
heilen sind, gibt der Bericht Monnier's keine genügenden An-
haltspunkte. Wenn ich meine eigenen Erfahrungen berücksichtige,
so ist die Zahl der Fälle von den hier in Betracht kommenden
Leiden, bei welchen eine Arbeitskur allein indiziert ist, sicher eine
sehr beschränkte. Veraltete Fälle von Cerebrasthenie bei noch
jüngeren Individuen, manche leichte hysterische Zustände, auch einzelne Fälle von Zwangsneurose (Grübelsucht etc.) mögen günstige
Objekte dieser Kur bilden. Dagegen ist, wie ich schon a. O.
hervorgehoben habe[1]), die Zahl der Fälle, in welchen die Arbeit
mit entschiedenem Erfolge als Kurmittel neben den übrigen neuro-
therapeutischen Maassnahmen sich verwerten lässt, eine ausserordentlich grosse. Dem vorliegenden Bedürfnisse kann daher meines
Erachtens nicht durch Gründung weiterer Beschäftigungsanstalten,
sondern nur durch Reorganisation wenigstens eines Teiles der derzeitigen Sanatorien für Nervenkranke nach den Vorschlägen von
Moebius Genüge geleistet werden. Auch derjenige, der in dem
Moebius'schen „weltlichen Kloster" nicht das Ideal einer Nerven-
heilanstalt erblickt, wird zugeben müssen, dass durch die Berücksichtigung der Moebius'schen Forderungen die Leistungsfähigkeit
der z. Z. bestehenden Sanatorien wesentlich erhöht würde. Diese
Forderungen laufen aber auf ein Verlassen des bisherigen hotelartigen
Betriebs, bei dem auf die Güte der Verpflegung und die Annehmlichkeiten des Aufenthaltes viel zu viel Gewicht gelegt wird, und eine
Änderung in der Organisation in der Richtung des so wohl bewährten
kolonialen Systems der Irrenfürsorge hinaus. Beschäftigung mit
nutzbringender Arbeit muss in dem Heilverfahren einen wichtigen
Faktor bilden und an Stelle überflüssiger, lediglich Zeit ausfüllender
therapeutischer Massnahmen treten, dabei aber auch die Verpflegung die für den Heilzweck wünschenswerte Vereinfachung erfahren.

[1]) Zentralblatt für Nervenheilkunde und Psychiatrie 1898, S. 312.

Passend gewählte nutzbringende Arbeit — als solche kann nur diejenige gelten, welche die Aufmerksamkeit des Patienten stetig in Anspruch nimmt und ihn interessiert — besitzt den übrigen Arten körperlicher Tätigkeit gegenüber entschiedene Vorzüge. Sie lenkt nicht nur den Leidenden von seinem Zustande ab, sondern gewährt ihm auch dadurch, dass sie zu einem greifbaren Resultate führt, eine besondere Befriedigung, sie erhöht auch sein Selbstvertrauen und lehrt ihn, über geringe Beschwerden sich hinwegzusetzen. In manchen Fällen wird auch durch die Gewöhnung an gewisse Arbeiten dem Patienten das Ergreifen eines seinem Nervenzustande entsprechenden Berufes ermöglicht. Einzelne der z. Z. bestehenden Sanatorien haben schon in gewissem Maasse die Arbeit (speziell die Gartenarbeit) als Kurmittel ihrem Heilverfahren eingefügt. Die systematische Verwertung der Arbeit bei allen jenen Patienten, die sich hierfür nach ihrem Zustande qualifizieren, und die Beschaffung verschiedenartiger, der individuellen Leistungsfähigkeit anzupassender Beschäftigungsgelegenheiten ist jedoch meines Wissens noch in keiner Anstalt durchgeführt, und auf diesen Mangel dürfte die Unzulänglichkeit der Heilresultate anstaltlicher Behandlung in nicht wenigen Fällen zurückzuführen sein.

Wir haben hier schliesslich noch eine Angelegenheit zu berühren, welche seit Jahren Nerven- und Irrenärzte lebhaft beschäftigt: die Errichtung von Volksheilstätten für Nervenkranke. Die Zunahme nervöser Leiden, über welche seit Dezennien geklagt wird, betrifft nicht lediglich die oberen Zehntausend und den Mittelstand, sondern auch die Wenig- und Unbemittelten, diese vielleicht in noch höherem Maasse als die Begüterten. Die Fürsorge für die Behandlung dieser Klasse von Nervenkranken war bisher eine höchst mangelhafte. Die Hunderte von Privatheilanstalten, welche dem Bemittelten Aufnahme gewähren, sind ihnen wegen der Höhe der Kurkosten verschlossen. Die öffentlichen Krankenanstalten, auf welche diese Leidenden in erster Linie angewiesen sind, bieten für dieselben zumeist weder das geeignete Milieu, noch die entsprechenden Einrichtungen; sie besitzen häufig nicht die bei Nervenkranken verwendbaren physikalischen Kurmittel und ermangeln durchwegs einer Organisation, welche eine dem Heilzwecke dienende Beschäftigung des Kranken gestattet.

Dies ist namentlich bei den so zahlreichen Unfallsnervenkranken
von Wichtigkeit. Die Teilung der Zeit zwischen Behandlung und
Müssiggang, zu welchen diese Patienten in den öffentlichen Kranken-
häusern genötigt werden, ist für dieselben von ungünstigstem Einflusse und hat die Folge, dass in nicht wenigen Fällen statt einer
Besserung eine Verschlimmerung des Zustandes eintritt. Gerade
für diese Kranken ist es von ganz ausserordentlichem Belang, dass
sie möglichst frühzeitig zu einer mit ihrem Zustande verträglichen
Beschäftigung gelangen und dadurch nicht nur wieder an Arbeit
gewöhnt, sondern auch von dem fortwährenden Brüten über ihre
Lage abgehalten werden. Die erwähnten Umstände haben vor
Jahren Moebius veranlasst, die Errichtung von Volksheilstätten
für Nervenkranke vorzuschlagen, in welchen ähnlich wie bei den
Irrenanstalten mit landwirtschaftlichem Betriebe die Arbeit ein
Hauptkurmittel bilden sollte. Der Moebius'sche Vorschlag fand
den lebhaftesten Anklang in den Kreisen der Nerven- und Irrenärzte [1] und hat auch bereits zu einigen, wenn auch noch sehr be-
scheidenen praktischen Resultaten geführt. In der Nähe von
Berlin wurde aus von Wohltätern gespendeten Mitteln die Volks-
heilstätte Schönow mit 80 Betten errichtet. Im vorigen Jahre
wurde das aus öffentlichen Mitteln geschaffene, in der Nähe von
Göttingen gelegene Sanatorium Rasenmühle für unbemittelte Nervenkranke, welches unter Professor Cramer's Leitung steht, eröffnet.
Die Errichtung einer ähnlichen Anstalt in Frankfurt a. M. ist in
Aussicht [2]. Bisher hat sich die Fürsorge für arme Lungenkranke,
welche insbesondere auf Gründung von Lungenheilstätten gerichtet
war, als Haupthindernis für eine entsprechende Berücksichtigung
der mittellosen Nervenkranken seitens der in Betracht kommenden
Korporationen wie der privaten Wohltätigkeit erwiesen. Die Zahl
der Nervenkranken, welche unter den z. Z. bestehenden mangel-
haften Einrichtungen Schaden erleiden, ist jedoch viel zu bedeu-

---

[1] In der Jahressitzung des Vereins deutscher Irrenärzte in Jena, April
1903, wurde einstimmig eine Resolution dahin angenommen, dass die Errichtung
öffentlicher Heilanstalten für unbemittelte Nervenkranke ein dringendes Bedürfnis bilde.

[2] Hier ist auch die unter Professor Windtscheid's Leitung stehende
Anstalt für Unfallsnervenkranke in der Nähe von Leipzig zu erwähnen.

tend, als dass die Errichtung weiterer Volksheilstätten für Nervenkranke noch lange hinausgeschoben werden könnte. Man darf
jedoch in dieser Richtung von der Opferwilligkeit von Privatper-
sonen nicht zu viel erwarten. Wenn dem bestehenden Bedürfnisse
auch nur einigermaassen abgeholfen werden soll, ist ein Zusammen-
wirken aller interessierten Faktoren unumgänglich. Staat (resp.
Provinz, Kreis), Kommunen, Berufsgenossenschaften, Krankenkassen
und Invaliditätsversicherungsanstalten müssen neben dem Opfer-
sinn der Privaten herangezogen werden. Es handelt sich hier
um die Lösung einer Aufgabe, deren wirtschaftliche Bedeutung
ebenso gross ist als ihre humanitäre.

Durch rechtzeitige geeignete Behandlung ist zweifellos bei zahlreichen Nervenkranken, welche gegenwärtig den Berufsgenossenschaften, der Invaliditätsversicherung, dem Staate (als Pensionäre)
und der öffentlichen Armenpflege zur Last fallen, ein höheres
Maass von Erwerbsfähigkeit zu erzielen und damit nicht nur die
wirtschaftliche Lage der Betreffenden zu bessern, sondern auch die
Belastung der erwähnten Korporationen, der Kommunen etc. zu
verringern.

Sach-Register.

(Beh. = Behandlung.)

11*

Druck der Königl. Universitätsdruckerei von H. Stürtz in Würzburg.

Verlag von J. F. Bergmann in Wiesbaden.

Soeben erschien:

Die

psychischen Zwangserscheinungen.

Auf klinischer Grundlage dargestellt

von

Dr. L. Loewenfeld in München.

=== Preis M. 13.60. ===

Das vorliegende Werk kommt einem literarischen Bedürfnisse entgegen, welches sich seit Jahren bereits fühlbar gemacht hat. Das Anwachsen der Nervosität und Neurasthenie in den letzten Dezennien hat eine Zunahme der psychischen Zwangserscheinungen nach sich gezogen, welche nicht nur die Aufmerksamkeit der Neurologen und Psychiater auf diese Störungen in erhöhtem Masse gelenkt, sondern auch eine gewisse Vertrautheit mit denselben für den praktischen Arzt zur Notwendigkeit gemacht hat. Der bisherige Stand der Literatur machte jedoch eine Orientierung auf diesem Gebiete für den Spezialisten äusserst schwierig, für den allgemeinen Praktiker geradezu unmöglich. Diesem Misstande ist durch das vorliegende Werk und zwar in einer Weise abgeholfen, welche den Anforderungen aller Interessenten Genüge leisten wird.

In den einzelnen Abschnitten des Buches begegnen wir überall einer durchaus selbständigen und erschöpfenden Behandlung des Gegenstandes. Die Darstellung fusst, obwohl der Autor die Literatur in eingehendster Weise berücksichtigt, doch im wesentlichen auf des Verfassers eigener klinischer Erfahrung; die in der Kasuistik mitgeteilten 143 Beobachtungen, welche die verschiedenen Formen der Zwangserscheinungen illustrieren, sind bis auf wenige Fälle der Praxis des Autors entnommen. Auch in den theoretischen Abschnitten vertritt der Autor durchwegs eine ganz selbständige Auffassung. Besonderes Interesse beansprucht das Kapitel „über den Mechanismus der Zwangsvorstellungen". Der Autor hat hier einen neuen Weg betreten, in dem er zunächst die Momente feststellt, welche unter normalen Verhältnissen die Verdrängbarkeit der Vorstellungen herabsetzen und im Anschlusse hieran nachweist, dass die gleichen Momente unter pathologischen Verhältnissen als Zwangsursachen sich geltend machen. Die Theorie, zu welcher der Autor derart über den Mechanismus der Zwangsvorstellungen gelangt, ist umfassender als sämtliche bisher vertretenen Auffassungen und trägt den verschiedenen Formen des Zwangsvorstellens in einer Weise Rechnung, welche bisher noch von keiner Seite versucht wurde. Die bekannten Vorzüge der L.'schen Arbeit, ausserordentliche Klarheit und Übersichtlichkeit der Darstellung, finden sich auch in diesem Werke, das sich in der neurologisch-psychiatrischen Literatur einen dauernden Platz erwerben wird.

Verlag von J. F. Bergmann in Wiesbaden.

Sexualleben und Nervenleiden.

Die

nervösen Störungen sexuellen Ursprungs.

Nebst einem Anhang über

Prophylaxe und Behandlung der sexuellen Neurasthenie.

Von

Dr. Leopold Loewenfeld,

Spezialarzt für Nervenkrankheiten in München.

Dritte, völlig umgearbeitete und sehr vermehrte Auflage.

Preis: M. 6.—. Gebunden M. 7.—.

Der Hypnotismus.

Handbuch

der Lehre von

der Hypnose und der Suggestion

mit besonderer Berücksichtigung ihrer Bedeutung

für die

Medizin und Rechtspflege.

Von

Dr. L. Loewenfeld,

Spezialarzt für Nervenkrankheiten in München.

Mk. 8.80. — Gebunden Mk. 10.40.

Loewenfeld ist, das durfte man schon nach seinem Lehrbuch der gesamten Psychotherapie schliessen, wie wenige dazu berufen, uns ein Handbuch des derzeitigen Standes des Hypnotismus zu bringen; verfügt er doch neben reichster eigener Erfahrung über eine vollständige Kenntnis der ganzen einschlägigen Literatur und weiss er doch den Stoff in übersichtlichster Weise zu verarbeiten. Die Klarheit der Darstellung und des Ausdruckes dürften geradezu als mustergültig hingestellt werden. Loewenfeld macht durch diese Vorzüge verwickelte und schwierige psychologische Vorgänge, wie z. B. das Verhältnis des Bewussten zum Unter- und Unbewussten bei Hysterischen und Gesunden, auch dem auf diesem Gebiete weniger Geschulten leicht verständlich. Wir wünschen dem Buche vor allem an den Nervenkliniken, wo man die Hypnose noch vielerorts nur vom Hörensagen kennt, aber auch bei den praktizierenden Neurologen und den allgemein praktisch tätigen Aerzten gründliche Berücksichtigung. *Zentralblatt f. Nervenheilk. u. Psychiatrie.*

Verlag von J. F. Bergmann in Wiesbaden.

Pathologie und Therapie

der

Neurasthenie und Hysterie.

Dargestellt

von

Dr. L. Loewenfeld,

Spezialarzt für Nervenkrankheiten in München.

744 Seiten. — M. 12.65.

. . . . Eine bessere und vollständigere Monographie über diesen Gegenstand existiert überhaupt nicht in der Literatur. Ihr Wert und ihre praktische Bedeutung erfährt noch eine Steigerung durch den Hinweis auf die neue Unfallgesetzgebung. Da gerade die beiden Krankheiten schon oft als Folge von „Unfällen" genannt werden, müssen dieselben vom praktischen Arzte nun auch besser gekannt und gründlicher erfasst werden als in früheren Zeiten. Auf den reichen Inhalt des verdienstvollen Buches kann leider nicht näher eingegangen werden. Möge es von jedem Arzte mit Aufmerksamkeit gelesen und studiert werden. Es kann nur bestens empfohlen werden. *„Therapeutische Monatshefte."*

Lehrbuch

der

gesammten Psychotherapie.

Mit einer

Einleitenden Darstellung der Hauptthatsachen

der

Medizinischen Psychologie

von

Dr. L. Loewenfeld,

Spezialarzt für Nervenkrankheiten in München.

—— *Mk. 6.40.* ——

. . . . Was an dem Buche besonders sympathisch berührt, das ist die Ruhe und Objektivität, mit der der Autor an die Prüfung von Fragen herantritt, die so leicht in das Bereich der uferlosen Phantasie führen. Hier findet man nichts von blindem Enthusiasmus, aber auch nichts von jenem Skepticismus, der, wenigstens in Deutschland, dem Hypnotismus noch immer so gern den Weg verlegt. — Das Werk wird den Fachgenossen, besonders den jüngeren, von grossem Nutzen sein. *Deutsch. med. Wochenschrift.*

Verlag von J. F. Bergmann in Wiesbaden.

Pathologie und Therapie

der

Herzneurosen

und der

funktionellen Kreislaufstörungen.

Von

Professor Dr. August Hoffmann,
Nervenarzt in Düsseldorf.

Mit 19 Textabbildungen. Preis M. 7,60.

Sadismus und Masochismus

von

Dr. A. Eulenburg,
Geh. Med.-Rat, Professor in Berlin.

Preis Mk. 2.—.

Auszug aus dem Inhalts-Verzeichnis:

Verlag von J. F. Bergmann in Wiesbaden.

Soeben erschien:

Grundriss zum Studium

der Geburtshülfe.

In
achtundzwanzig Vorlesungen und fünfhundertachtundsiebenzig bildlichen Darstellungen.

Von
Professor **Dr. Ernst Bumm** (Berlin).

━━━ Zweite verbesserte Auflage. ━━━

Gebunden Preis Mark 14.60.

Dass die erste starke Auflage bereits binnen Jahresfrist vergriffen, lässt zur Genüge erkennen, welche sympathische Aufnahme dieses trotz seiner reichen bildlichen Ausgestaltung ausserordentlich billige Werk in allen ärztlichen Kreisen gefunden hat. So wird auch diese zweite, durch Literaturangaben bei jedem Kapitel vermehrte Neubearbeitung rasch ihren Weg nehmen.

Aus Besprechungen der ersten Auflage:

. . . . Es ist eine Freude, ein neues, originelles und verdienst-volles Stück Arbeit vollendet zu sehen. Das Neue finde ich in den bildlichen Darstellungen. Wenn man mit kritischem Blick unsere modernen, dem Unterricht dienenden Bücher durchstudiert, so fällt der Unterschied der technischen Herstellung der Abbildungen sehr in die Augen und nicht immer zu gunsten der Deutschen; die Schönheit z. B. der Zinkographien in Kellys Operative Gynecology überraschte uns alle; die sprechende Wahrheit der Bilder liess es uns schmerzlich empfinden, dass solch Werk nur in Amerika möglich sei. Das ist nun vorbei: Bumms Grundriss beweist zu unserer grossen Befriedigung, dass es auch bei uns möglich ist, gleich Vollendetes zu leisten.

Bumm vereinigt die, fast möchte man sagen, hinreissende Schönheit der Abbildungen mit einer sehr grossen Zahl: fast auf jeder Seite ein Bild.

J. Veit (Halle) in Zentralblatt f. Gynäkologie.

Das Erscheinen von Bumms Lehrbuch in Grossformat, auf 756 Seiten Text mit 578 durchwegs künstlerischen bildlichen Darstellungen, wie sie sonst in Grössen und Art der Ausführung nur in Atlanten zu finden waren, bedeutet ein Ereignis in didaktischer wie in künstlerischer Beziehung; sind doch, wie Veit bemerkte, die den gediegenen Text erläuternden Bilder durchwegs „fast möchte man sagen, hinreissend schön". . . .

. . . Man mag irgend eine Stelle des Buches aufschlagen, so spricht aus jedem Satze das fesselnde, lebendige Wort eines ebenso formvollendeten wie klaren Vortrages. . . . *Ludwig Knapp (Prag) i. d. Prager med. Wochenschrift.*

Verlag von J. F. Bergmann in Wiesbaden.

Das Asthma

sein

Wesen und seine Behandlung

auf Grund zweiundzwanzigjähriger Erfahrungen und Forschungen

dargestellt von

Dr. W. Brügelmann,

Anstaltsarzt in Südende (vorm. langjähriger Direktor des Inselbades).

Vierte vermehrte Auflage.

Preis M. 4.—.

Auszüge aus Besprechungen.

. . . . Verf. hat sich 22 Jahre lang mit dem Studium des Asthmas beschäftigt und durch Leitung einer Spezialanstalt sich auf diesem Gebiete eine Erfahrung angeeignet, wie sie kaum einem zweiten Beobachter zur Verfügung stehen dürfte, denn er hat im Ganzen 2139 Asthmatiker gesehen. Das reiche kasuistische Material, welches er in seinem Buche vorführt, gibt diesem deshalb auch einen ganz hervorragenden Reiz, und wir dürfen uns nicht wundern, dass das Werk bereits in 4. Auflage erscheint. . . . .

Es hat gewiss für Jeden, der sich für das behandelte Gebiet interessiert, einen grossen Wert, die Anschauungen eines Mannes kennen zu lernen, der sich so eingehend mit demselben beschäftigt hat, er wird viel Neues in dem Buche finden und einen ganz anderen Einblick in das Wesen der Erkrankung gewinnen, als er durch die bisherige Literatur und durch eigene Beobachtungen zu erlangen in der Lage war.

. . . . Auch hier finden wir eine Reihe interessanter Gesichtspunkte und Vorschläge, auf die wir im Rahmen einer kurzen Besprechung nicht eingehen können. Wer sich für die Sache interessiert, muss das Buch selbst zur Hand nehmen. *Centralblatt für innere Medicin.*

Die

Pflege und Ernährung des Säuglings.

Ein Ratgeber für Mütter und Pflegerinnen.

Von

Dr. med. Friedmann,

Kinderarzt in Beuthen.

Gebunden Mark 2.—.

Taschenbuch der medizinisch-klinischen Diagnostik.

Von

Dr. Otto Seifert,   und   **Dr. Friedr. Müller,**
Professor in Würzburg.   Professor in Basel.

Zehnte gänzlich umgearbeitete Auflage.

Mit Abbildungen. In englischem Einband. Preis M. 4.—.

Einführung in die experimentelle Entwickelungsgeschichte
(Entwicklungsmechanik)

von

Dr. Otto Maas,
a. o. Professor an der Universität München.

Mit 135 Figuren im Text. — Preis M. 7.—.

Diätotherapie für Ärzte und Studierende

von

Dr. Friedrich Schilling,
Kreisphysikus, Verfasser der X. Auflage des Kunze'schen Kompendiums für innere
Medizin, der speziellen Therapie, der Hydrotherapie der Ärzte.

Preis elegant gebunden M. 3.—.

Der Einfluss des Alkohols auf den Organismus.

Von

Dr. Georg Rosenfeld,
Spezialarzt für innere Krankheiten in Breslau.

M. 5.60.

Kritische Betrachtungen
über Ernährung, Stoffwechsel und Kissinger Kuren.

Von

Dr. R. Brasch,
Kurarzt in Bad Kissingen und San Remo.

Preis M. 1.40, elegant gebunden M. 1.80.

Die Hygiene des Ohres.

Von

Professor **Dr. O. Körner,**
Direktor der Ohren- und Kehlkopfklinik der Universität Rostock.

Preis M. —.60.

Die Hygiene der Stimme.

Ein populär-medizinischer Vortrag.

Von

Professor **Dr. O. Körner,**
Direktor der Ohren- und Kehlkopfklinik der Universität Rostock.

Preis ca. M. —.60.

Verlag von J. F. Bergmann in Wiesbaden.

Lehrbuch

der

Hautkrankheiten

(Lehrbuch der Haut- und Geschlechtskrankheiten, I. Bd.)

Von

Prof. Dr. **Eduard Lang**
in Wien.

Mit 87 Abbildungen im Text. Preis M. 14.60.

L., der uns in seinen, soeben in 2. Auflage erschienenen „Vorlesungen über Pathologie und Therapie der Syphilis" ein anerkannt hervorragendes Spezialwerk geliefert hat, hat nunmehr auch ein Lehrbuch der Hautkrankheiten herausgegeben und auf etwa 600 Seiten eine durch Vollständigkeit, Klarheit, Kürze und Übersichtlichkeit, sowie durch 87 vortreffliche Abbildungen ausgezeichnete Darstellung der Dermatologie gegeben. Ohne zu systematisieren, bespricht L. nach einigen anatomischen, physiologischen und allgemein pathologischen Vorbemerkungen und kurzem Überblick der Ätiologie und allgemeinen Therapie der Hautkrankheiten die einzelnen Erkrankungen, indem er sich in der Anordnung soweit wie möglich von ätiologischen Prinzipien leiten lässt. Überall, aus jedem Abschnitt, tritt uns L.'s ausserordentliche Erfahrung entgegen; an vielen Punkten finden wir seine eigenen, auf Grund zahlreicher Studien gewonnenen Anschauungen, ohne dass jedoch die Darstellung an Objektivität verliert.

Das Buch wird nicht nur dem Studierenden und dem praktischen Arzte von Nutzen sein, es wird auch den Spezialkollegen eine sehr erwünschte Bereicherung ihres Bücherschatzes darbieten.   *Schmidt's Jahrbücher der Medizin.*

Lehrbuch

der

Geschlechtskrankheiten.

(Lehrbuch der Haut- und Geschlechtskrankheiten, II. Bd.)

Von

Prof. Dr. **Eduard Lang**
in Wien.

Preis M. 10.40. Gebunden M. 12.—.

Inhalts-Verzeichnis.

Reprint Publishing

Für Menschen, Die Auf Originale Stehen.

Bei diesem Buch handelt es sich um einen Faksi-mile-Nachdruck der Originalausgabe. Unter einem Faksimile versteht man die mit einem Original in Größe und Ausführung genau überein-stimmende Nachbildung als fotografische oder gescannte Reproduktion.

Faksimile-Ausgaben eröffnen uns die Möglichkeit, in die Bibliothek der geschichtlichen, kulturellen und wissenschaftlichen Vergangenheit der Menschheit einzutreten und neu zu entdecken.

Die Bücher der Faksimile-Edition können Gebrauchsspuren, Anmerkungen, Marginalien und andere Randbemerkungen aufweisen sowie fehlerhafte Seiten, die im Originalband enthalten sind. Diese Spuren der Vergangenheit verweisen auf die historische Reise, die das Buch zurück-gelegt hat.

ISBN 978-3-95940-157-9

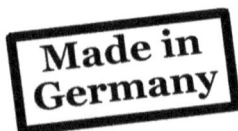

Made in Germany

www.reprintpublishing.com